“十三五”国家重点研发计划
“基于医疗‘互联网+’的国产创新医疗设备应用示范”项目
“国产医疗设备应用示范创新售后服务体系研究”课题

医疗器械
创新售后服务体系
建设与应用示范

Construction and Demonstration of Innovative After-Sales Service System for Medical Device

冯婧祎 主编

ZHEJIANG UNIVERSITY PRESS
浙江大学出版社

图书在版编目(CIP)数据

医疗器械创新售后服务体系建设与应用示范 / 冯靖祎主编. — 杭州: 浙江大学出版社,2022.1(2023.6 重印)
ISBN 978-7-308-20830-7

Ⅰ. ①医… Ⅱ. ①冯… Ⅲ. ①医疗器械 – 售后服务 – 体系建设 – 中国 Ⅳ. ①R197.39

中国版本图书馆 CIP 数据核字(2020)第 236012 号

医疗器械创新售后服务体系建设与应用示范

冯靖祎　主　编

责任编辑　殷晓彤
责任校对　张凌静
封面设计　续设计—黄晓意
出版发行　浙江大学出版社
(杭州市天目山路 148 号　邮政编码 310007)
(网址:http://www.zjupress.com)
排　　版　杭州晨特广告有限公司
印　　刷　浙江省邮电印刷股份有限公司
开　　本　710mm × 1000mm　1/16
印　　张　10.5
字　　数　210 千
版 印 次　2022 年 1 月第 1 版　2023 年 6 月第 2 次印刷
书　　号　ISBN 978-7-308-20830-7
定　　价　78.00 元

浙江大学出版社市场运营中心联系方式:0571—88925591;http://zjdxcbs.tmall.com

使用说明

本书是国家重点研发计划课题“国产医疗设备应用示范创新售后服务体系研究”的研究成果，提出一种新的面向医疗机构的医疗设备售后服务模式，涵盖培训、维修维护管理、质量控制三个方面的内容。培训主要指的是对临床医学工程师关于医疗设备产品维修维护、质量控制检测及基本知识等的培训，包括线上培训和线下培训；维修维护管理主要指的是基于新型多层级售后服务网络的维修申请、维修响应、维护登记等；质量控制主要指的是医疗设备在院内的全生命周期管理应该关注的要点，重点解决医疗设备质量控制检测规范文件的制定。

前　言

医疗器械与药品相似，是现代医疗服务产业的支柱之一。医疗器械技术的进步推动着医疗服务模式的变革。近些年来，我国医疗器械产业市场规模保持每年20%左右的增长率，远超过全球每年约5%的增长率。医疗器械产业的高速发展带来的是售后服务市场体量的剧增。大量医疗器械产品包括高端的、精密的、新型的医疗设备进入医疗机构，不仅给院内医疗设备的管理者增加了工作量，而且给工程技术方面带来了困难，增加了压力。医疗器械的售后服务是医疗设备全生命周期管理工作的重要一环。作为医疗设备的院内管理者，临床医学工程师不仅要确保医疗设备运行的质量与安全，降低应用风险，还要考虑设备运维成本，优质高效地完成维修维护和质量控制检测工作等。医疗机构尤其基层医疗机构缺乏设备管理部门及专业的临床医学工程技术人员，因此在"用好、管理好"医疗设备方面困难重重。

当前，医疗设备售后服务领域还存在诸多困境。随着近年来的应用推广，医疗器械企业尤其是国产医疗器械企业暴露了诸多售后服务方面的短板，如维修响应不及时、维修周期长、维修成本高、部分区域的现场维修不可及等。特别是对偏远地区基层医疗机构的售后服务支持，及时性与可及性较差，主要可能是发展初期的企业在人力、财力、物力等方面供给不足，同时偏远地区的售后服务成本过高。此外，医院医学工程部门技术人员存在技术、配件、效益等受限制的问题；第三方服务机构响应速度快，但存在工程师水平良莠不齐、所需配件常"一件难求"、绩效考核机制不全等问题。

面对这些问题，如何将有限的优质资源整合，寻找一种新的解决方法，完善售后服务体系，是医工从业者应该思考和探索解决的关键。

浙江省一直紧跟国家在医疗器械方面的战略部署，先后承担了"十二五"期间的"十百千万工程""国家创新医疗器械产品与技术成果转化工程"和"十三五"国家重点研发计划项目"基于医疗'互联网+'的国产创新医疗设备应用示范"，本书即是基于"十三五"国家重点研发计划项目的课题之一"国产医疗设备应用示范创新售后服务体系研究”成果的凝练总结，提出了一种以各级医疗机构内的临床医学工程师为人力基础，以医院医学工程部门为依托，以信息平台为运行载体的涵盖医疗器械使用前中后相关的培训、维护管理和质量控制三方面的售后服务体系。该体系是一种新型的售后服务模式，是将优质的院内临床工程专家资源、院内临床医学工程师资源、非营利性组织机构资源整合，基于“医联体”“医共体”等医疗机构构建的四级售后服务网络，实现对现有原厂、第三方、院内医工部门售后服务模式的补充。该体系是对国产医疗设备应用示范的支撑，帮助解决基层医疗机构医疗设备售后服务不可及、不到位，促进国产医疗设备在基层能“用好、管理好”，有效支撑国产医疗设备的推广应用。通过在基层示范点的试点应用，该体系收到了一定的应用示范成效，具有一定的可推广价值。

本书从医疗器械售后服务基本概念、国内外发展现状、浙江省售后服务基本情况出发，对基于“医工联体”的创新售后服务体系从概念提出、建设过程到建设成效全过程展开介绍，包括建设背景、基本内涵、信息平台、建设方案及应用示范情况等，以期为医疗器械售后服务领域的从业者，包括医疗器械厂家售后服务部门、第三方售后服务机构及医院内医疗设备管理部门提供一种新的思路与解决方案，并分享实践经验。

本书所阐述的创新售后服务体系的研究得到了“十三五”国家重点研发计划项目与课题（编号：2017YFC0114100、2017YFC0114107）的大力支持，在此表示衷心的感谢。由于项目实施时间、实施范围等的限制，本书不可避免地存在局限性，若有不当之处，望读者不吝指出，共同探讨医疗器械售后服务发展之路。最后，感谢为本书提供专业指导的各位专家以及辛勤付出的各位编者。

浙江大学医学院附属第一医院
冯靖祎
2021 年 12 月

目录

第一篇 总 论

第一章 概 述 003

第一节 医疗器械售后服务的基本概念 004

第二节 医疗器械售后服务的国际概况 007

第三节 医疗器械售后服务的国内概况 008

第四节 小 结 017

第二章 基于“医工联体”的创新售后服务体系 020

第一节 基本概念 020

第二节 创新售后服务体系组织架构 021

第三节 创新售后服务体系设计 023

第四节 创新售后服务体系建设 025

第五节 小 结 031

第三章 基于医疗“互联网+”的创新售后服务平台 032

第一节 搭建意义和搭建方案 032

第二节 模块构建与功能实现 036

第三节 平台展示 050

第四节 小 结 051

第二篇 分 论

第四章 基于“医工联体”的医疗器械培训体系 055

第一节 基本情况 055

第二节 培训体系建设 057

第三节 培训体系应用示范 066

第四节 小 结 067

第五章　基于“医工联体”的医疗器械维护管理体系　071
第一节　维护管理体系建设背景　071
第二节　维护管理体系建设　074
第三节　维护管理体系应用示范　089
第四节　小　结　091

第六章　基于“医工联体”的医疗器械质量控制体系　092
第一节　质量控制体系建设背景　092
第二节　质量控制体系概述　095
第三节　质量控制体系标准化建设　096
第四节　质量控制体系应用示范　121
第五节　小　结　122

第七章　示范点建设　123
第一节　示范点建设基本情况　123
第二节　国产微创手术医疗器械配置　123
第三节　国产影像类医疗设备配置　126
第四节　国产病理医疗设备配置　129
第五节　小　结　131

第八章　应用示范评价　132
第一节　创新售后服务体系应用示范评价　132
第二节　小　结　137

参考文献　139
附　录　145

第一篇

总　论

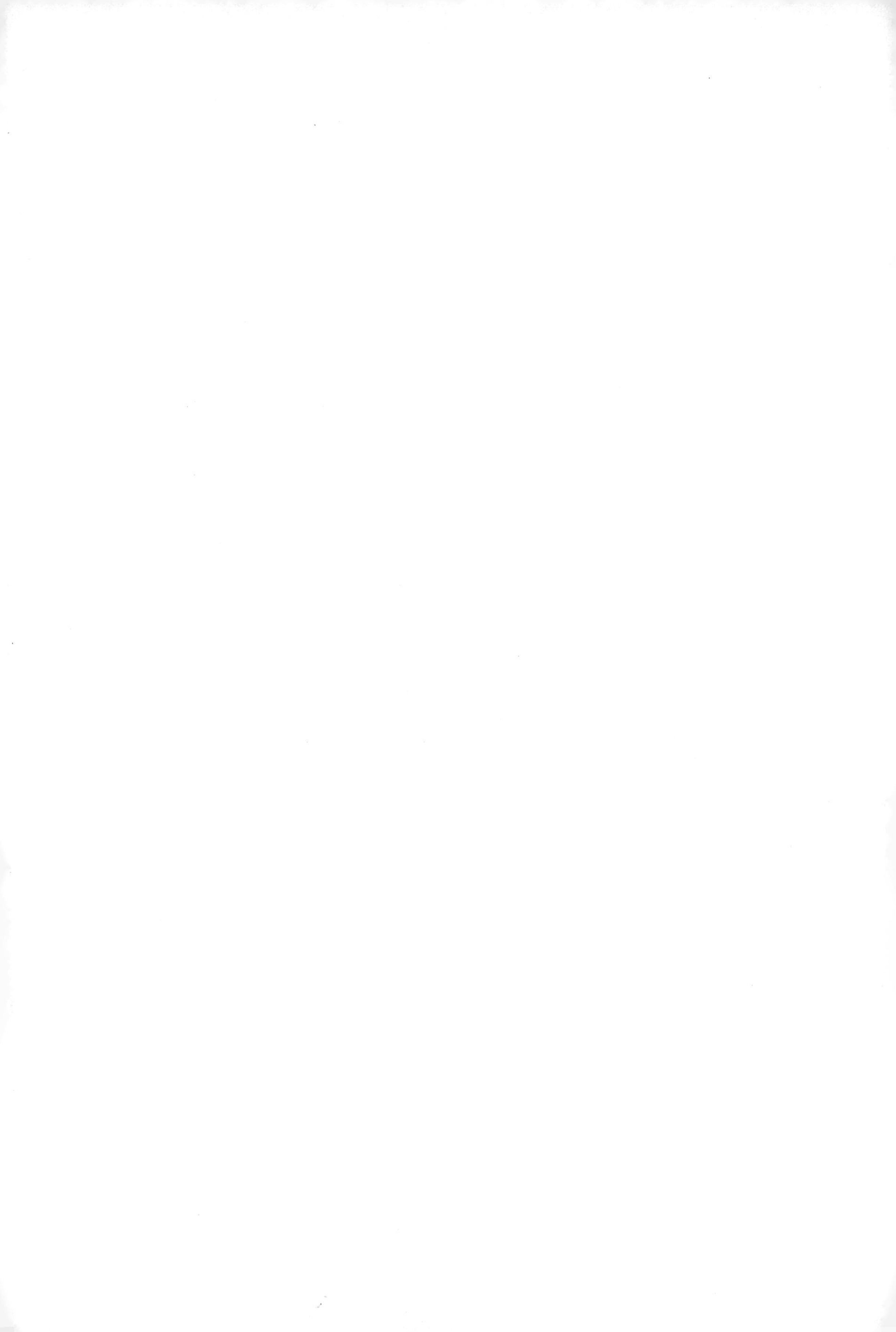

第一章

概　述

科技的高速发展推动着医疗器械技术的快速进步，从柳叶刀到超声刀，医疗器械技术也推动着医学模式的转变。医疗器械存在使用风险，一直以来其安全性和有效性始终是监管部门及应用终端关注的重点。在大量创新型医疗器械涌现的背景下，不仅国家政府有关部门面临着对这些医疗器械的监督管理压力，医疗器械企业及医疗机构也面临着医疗器械售后服务方面的压力。多个国家出台了相关文件用以规范医疗器械的监管和使用。2017 年，欧盟发布了医疗器械监管相关法规（*Medical Devices Regulation*, MDR 2017/745），着重强调了医疗器械企业应当建立报告和监管体系，用以评价上市后产品的质量和服务。2021 年，我国公布施行的《医疗器械监督管理条例》（国务院令第 739 号）指出："医疗器械使用单位对需要定期检查、检验、校准、保养、维护的医疗器械，应当按照产品说明书的要求进行检查、检验、校准、保养、维护并予以记录，及时进行分析、评估，确保医疗器械处于良好状态，保障使用质量。"完善的医疗器械售后服务体系是保障医疗器械临床应用质量与安全的有力支撑，然而与快速发展的医疗器械产业不匹配的是部分医疗器械企业缺乏强有力的售后服务体系支撑，尤其是一些国产创新型医疗器械企业。大量的医疗器械尤其是创新型医疗器械进入临床，使得院内医疗器械售后管理需要更多的技术培训与支持。本章主要介绍医疗器械售后服务的基本概念和售后服务的国内外现状，目的是为建设创新医疗器械售后服务体系指明方向。

第一节　医疗器械售后服务的基本概念

一、售后服务的相关定义

目前，国内外医疗器械行业对医疗器械售后服务缺乏统一的定义。《医用电气设备　医用电气设备周期性测试和修理后测试》(YY/T 0841—2011)作为行业标准对医疗设备及系统的售后服务及相关概念做了定义，提出售后服务是在制造商要求的范围内对医疗设备或医疗系统的各种保养的综合。制造商是指对医疗设备的设计、制造、包装或标记，对医疗系统的组装，对医疗设备、医疗系统的改动负责的自然人或法人，无论这些活动是由其还是由代表其的第三方完成。制造商通过要求对某医疗设备或医疗系统的使用和保养负有责任的实体(即责任方)来完成售后服务，责任方不局限于医疗器械制造商、第三方或是医疗器械使用部门。

缺乏统一的定义导致行业内对售后服务的范围没有统一的认识。对于小型医疗器械企业、小型医疗服务机构，售后服务即是维修；对于大型医疗机构和医疗器械企业，售后服务不仅包括基本的日常维修，还包括维护、检测、保养、监测以及培训等内容。

美国、日本、欧盟等在医疗器械售后服务相关的法规中定义了更加具体的内容，并对一些容易引起误解的定义专门做出解释。相对而言，我国对售后服务范畴的定义较为模糊。

世界卫生组织对医疗器械售后服务相关的概念如维护管理做了分类和释义，但未定义售后服务概念本身。维护管理是医疗器械售后服务体系中的一个重要环节，厘清其中的概念有助于理解售后服务活动内容。世界卫生组织医疗器械技术丛书之一《医疗设备维护管理概论》将医疗设备维护分为检测和预防性维护(inspection and preventive maintenance，IPM)及维修维护(corrective maintenance，CM)两大类。其中，IPM是指确保医疗设备功能正常所需并被良好维护的所有规划活动，包括了检测和预防性维护，两者可独立存在，也可同时进行。检测包括性能检测和安全检测；预防性维护包括延长设备寿命和预防故障所执行的维护，如校准、部件更换、润滑、清洁等预定活动。CM指的是设备发生故障后，恢复设备的完整性、安全性、性能的过程，通常称为维修、事后维修。除了传统的维护管理，一些医疗器械企业也将医疗器械相关的教育培训纳入售后服务的范围。

本书从医疗机构临床医学工程师的视角出发,将医疗器械进入临床到报废过程中涉及的维修维护、质量控制和培训几方面内容归纳为售后服务。

售后服务的提供者主要有医疗设备制造商(original equipment manufacturer,OEM)、第三方服务机构(independent service organization,ISO)和医院内临床工程部门(In-house),相应形成了三种售后服务类型。

OEM 服务是指由制造商提供的售后服务。OEM 具有天然的技术优势,原厂维修工程师可以较为容易地和产品设计开发等工程师交流,能够快速地找到设备或器械的弱点和故障点,且容易获得维修零部件,同时也可以保证维修质量。

ISO 服务是指由除了制造商和医疗器械使用部门外的第三方实体为了恢复设备原有功能状态和安全性而提供的服务。ISO 通常能够接触多家医院不同医疗器械的维修,维修的范围和案例相对丰富,但与 OEM 相比可能存在技术壁垒。

In-house 服务则是指由医院内临床医学工程师提供的服务。医院临床医学工程师由于常驻医院内,响应速度快,人力成本低,但存在一定的技术壁垒,往往对大型高端医疗设备的维修能力不足。

这三种服务类型各有利弊,医疗机构应当根据实际情况选择合适的服务,常见的是组合式服务。

二、售后服务质量控制标准

虽然医疗器械售后服务的市场体量巨大,且各国政府出台相关法律规定加强监管,但目前国际上对医疗器械售后服务的质量控制仍然缺乏统一的标准,主要是因为医疗器械的品类繁多、技术差异大,各责任方的服务水平参差不齐、自有质控标准难以统一。缺乏统一的服务质控标准一定程度上阻碍了医疗机构选择合适的服务提供者。

尽管美国等国家对售后服务有着非常明确的定义,但是对如何判定售后服务质量并没有明确的规范。企业普遍采用 ISO 质量体系作为参照,建立独特的售后服务质量管理体系。国内外对于售后服务的质量调查缺乏一定的证据。现有的客观证据主要来自警告报告、不良事件记录和投诉等。根据现有的客观证据,难以客观评判售后服务的质量和差异。

有关调查显示,OEM、ISO 和 In-house 服务的优劣并无明确的对比评价结果。

美国食品药品监督管理局(Food and Drug Administration, FDA)分析了2009—2017年收到的68份关于医疗器械售后服务投诉案例的原因(见图1.1),发现其中29份是原厂售后服务不到位,28份是更换非原厂配置的组件。

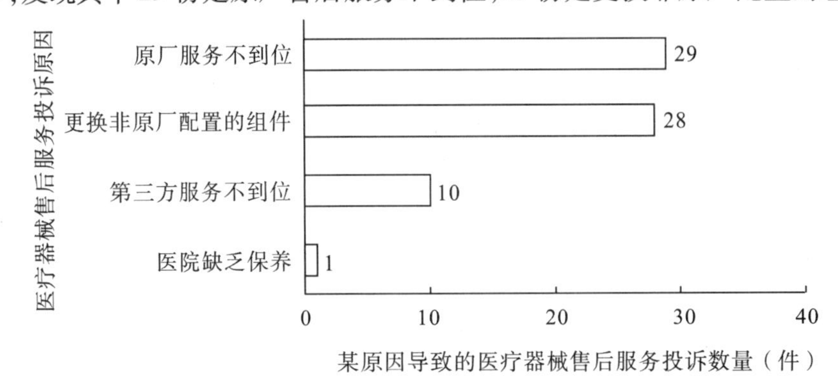

图1.1 2009—2017年美国FDA统计的投诉案例数

美国FDA随后委托非营利性机构急救医学研究所(Emergency Care Research Institute, ECRI)对2006—2015年美国FDA的制造商与用户机构设备使用(Manufacturer and User Facility Device Experience, MAUDE)数据库,来自ECRI的医疗器械警报数据库及安全事件调查报告进行调查分析。

基于大量数据的统计分析结果显示,提供售后服务的责任方和服务质量没有明显差异。FDA的这份报告指出,对2008—2018年PubMed及EMBASE数据库中关于售后服务质量的论文进行检索与分析显示,没有足够的论文证据分析服务方和服务质量的具体关系,主要原因可能有:

1. 对医疗器械售后服务的关注度不高,关于医疗器械售后服务的研究不多。在关于论文的调查中发现,客观分析论文的数量不足20篇,且多数论文并非以售后服务为主要研究内容,因此缺乏标准化、高质量的相关数据。

2. 来自数据库的各类事件报告反映的是医疗器械使用方的主观评价,无法避免地会有一定的偏见;而FDA的相关数据库虽然提供了大量报告数据,但此类报告通常由医院临床医学工程师填写,缺乏规范性与客观性,也缺乏对医院临床医学工程师自身的评价。

3. 对报告内容的偏好和上报人对专用定义理解的局限性,导致美国FDA医疗器械投诉系统难以获得有效的报告。

对于售后服务的调查应从原厂、第三方和医院医学工程部门三方的工程师处着手开展,以避免单方面调查带来的主观偏见。同时,也可结合对使用者如医务工作人员和患者的调查,从侧面反映医疗器械的售后服务情况。对于如何

规范医疗器械售后服务,美国 FDA 有如下几点提议:

1. 推动医疗器械售后服务提供方的质量管理体系的建立和使用。

2. 准确定义售后服务和再生产之间的差异。

3. 加强医疗器械售后服务的网络安全。

4. 逐步积累医疗器械售后服务的质量、安全、效益方面的证据。

推动医疗器械售后服务质量体系的建设,准确规定售后服务的范围,加强服务数据的安全,收集并分析客观有效的证据,将促进医疗器械售后服务行业的健康发展。

第二节 医疗器械售后服务的国际概况

医疗器械产业的发展一方面带动了经济的发展,但同时也带来了一些社会问题。这是由于医疗器械产品与患者的健康息息相关,不良事件的发生会带来负面的社会影响,如曾经发生的婴儿恒温箱变成“烤箱”伤害婴儿,置换的膝关节在体内腐蚀释放重金属损伤神经等。将医疗器械的风险降至最低,需要政府监管部门、生产企业、医疗机构和患者共同参与,从规范使用、溯源管理等各个环节着手,采取有效措施以预防或早发现、早处理各种不良事件。

因此,国际社会对医疗器械的售后服务愈发重视,各国出台相应的法律、规定以规范医疗器械售后服务,极力保证医疗器械的安全使用。2017 年,美国 FDA 颁布授权法案第 710 条(*The Food and Drug Administration Reauthorization Act Section* 710)规定,政府机关应定期发布关于医疗器械售后服务的质量、安全和效益报告。同年,欧盟出台新的法案,提出医疗器械生产企业应使用医疗器械唯一标识(unique device identification,UDI)码追踪记录并公开已销售医疗器械产品的使用性能问题。日本厚生劳动省则要求医疗器械制造企业必须安排专人负责上市后产品的安全。

近几年,我国逐步加强并严格规范医疗器械从生产到报废全生命周期过程管理。《医疗器械监督管理条例》指出,医疗器械产品应当赋予唯一标识码并加强三方对医疗器械不良事件的监管力度;《医疗器械临床使用安全管理》(国家卫生健康委员会令第 8 号)指出,医疗机构应当依据本规范制定医疗器械临床使用安全管理制度,建立健全本机构医疗器械临床使用安全管理体系。

全球医疗器械产业快速发展,医疗器械使用者对医疗器械的质量和服务水平的要求越来越高,常常将医疗器械的售后服务水平作为决定技术引进与否的一个重要指标。同时,随着医院内医疗器械数量不断增加、技术含量不断增高,售后服务的成本也相应增加,医院愈加重视医疗器械售后服务的质量与成本控制,不断探索有效的售后服务模式。2017 年,英国国家卫生服务系统(National Health System, NHS)与 134 家医疗器械厂家签订了 6 年的保修服务框架协议,在该框架协议有效期内,NHS 下属的医疗机构可按照协议价与原厂签订维护协议,据统计该服务模式每年可为 NHS 节省 100 万英镑。加拿大的大部分医疗机构选择与原厂合作进行医疗器械维修维护管理。

随着市场对医疗器械售后服务需求的增加,为医疗机构提供医疗器械管理服务的第三方机构迅速发展,医疗器械售后服务市场不断扩张。Markets and Markets 公司的调查报告预测,2025 年全球医疗器械服务市场规模将由 2020 年的 4.3 亿美元扩大至 15.7 亿美元(统计不含中国)。2017 年,美国 FDA 基于 Dun and Bradstreet 公司数据库统计了医院器械维修相关的售后服务公司的数量,估算得到美国全国的医疗设备维修服务机构有 16520 ~ 20830 家,大部分集中在加利福尼亚州、佛罗里达州、得克萨斯州、纽约州、宾夕法尼亚州等经济技术发达地区。美国第三方医疗设备维修服务机构市场的繁荣与其开放的仪器设备零配件市场有密切关系。

第三节　医疗器械售后服务的国内概况

我国医疗器械行业起步较晚,但发展迅速。近年来,基本保持着 20% 左右的年增长率,远高于全球市场 5% 左右的增长率。《中国医疗器械行业发展报告(2019)》指出,国产医疗器械企业与国外企业的技术差距不断缩小,性价比高的优势逐步显现。2008—2018 年,我国医疗器械生产企业数量逐年增加(见图 1.2),其中Ⅱ类医疗器械生产企业占了大多数,从 2014 年开始,Ⅰ类医疗器械生产企业数量增长速度加快,Ⅲ类医疗器械企业数量增长的速度下降。这主要与医疗器械的注册管理政策的变化有关,即部分Ⅱ类器械转变为Ⅰ类医疗器械。我国医疗器械出口贸易总额逐年攀升,2018 年的进出口数据显示,主要的出口医疗器械为诊疗设备、保健康复器械,高附加值产品的出口量也在逐年攀升,出口产品结构趋于优化。虽然各种数据显示我国的医疗器械产业正在快速发展,但部分不具备核心关键技术的高风险医疗器械产业发展较为缓慢。

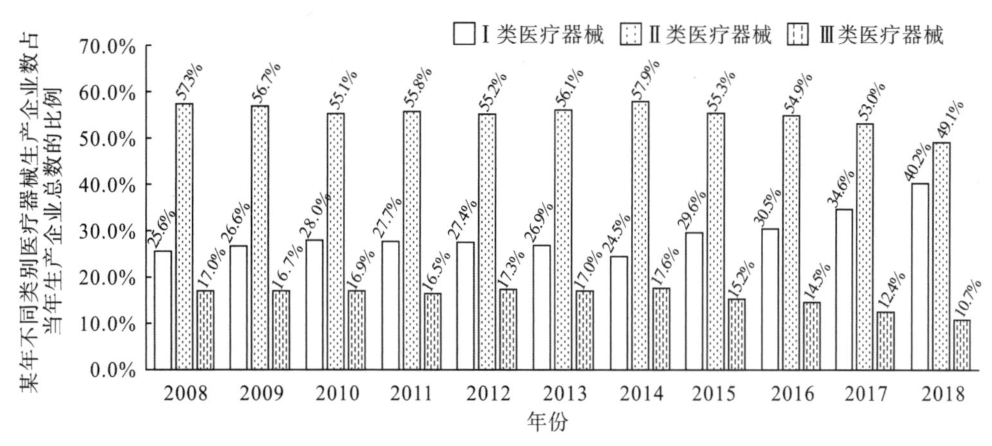

图 1.2 2008—2018 年我国医疗器械生产企业数量统计

日前,国产医疗器械仍具有低劳动附加值的特征,在高端市场上常常处于竞争劣势。外国品牌依然占据我国高端医疗器械市场的主导地位,其依靠过硬的关键技术和商业优势,通过降低售价、延长保修期、提高服务质量等方式,长期保持垄断地位。这些外国企业的售后服务机构大都在国外,导致核心部件的维修常常需要寄往海外,大大增加了维修的时间成本、经济成本及医疗器械运行成本。与之相对,国内企业尤其是处于起步阶段的国内企业在未打开市场时没有余力发展售后服务业务,同时缺乏技术垄断能力,因此难以提供可与进口企业竞争的良好售后服务。但是,国内企业研发和生产均在国内,与国外企业相比具有天然的低售后服务总体成本及保障响应速度快的优势。因此,在国内市场环境下,寻找适宜的售后服务模式,是国内企业在与国外企业竞争时可以努力的方向。

医疗器械市场的快速扩张预示着国内医疗器械售后服务市场容量的增长,近些年一些国外第三方服务企业开始进入中国市场,本土第三方服务企业数量也逐渐增多,但目前缺乏全国范围内对国内原厂、第三方服务机构的售后服务市场和院内医学工程部门提供售后服务情况的调查分析。据了解,部分地区的医疗机构尤其基层医疗机构的医疗设备维修管理等售后服务内容正逐渐托管给第三方服务企业,但托管服务的范畴、风险、质量控制和考核等仍然有待明确。对于大型综合教学型医疗机构,院内医学工程部门主导的医疗器械售后服务仍占市场主流,且逐渐向精细化、规范化及标准化发展。

随着我国医疗卫生事业的蓬勃发展,大量医疗器械进入临床,医疗机构医疗设备的管理服务压力剧增,医疗机构内医疗器械维护管理情况并不乐观。《2019 年我国卫生健康事业发展统计公报》显示,2019 年我国有 34354 家医院,其中三级医院 2749 家、二级医院 9687 家、一级医院 11264 家和未定级医院 10654 家,提供床位共 6866546 张,基层医疗卫生机构覆盖了 1631132 张床位。然而医疗机构庞大的医疗器械使用管理需求并未得到满足。

下面从维修维护、继续教育、服务满意度等方面阐述国内医疗机构内医疗器械售后服务的发展情况。

一、维修维护工作开展情况

2014 年,国家卫生和计划生育委员会医院管理研究所和中华医学会发布的《中国临床工程发展研究报告(白皮书)》显示,有 36.5% 的医院对全院医疗设备开展预防性维护的比例低于 10% ,68.1% 的医院比例低于 50% ,仅有 24.4% 的医疗机构开展了较为广泛(比例大于 70%)的预防性维护(见图 1.3)。

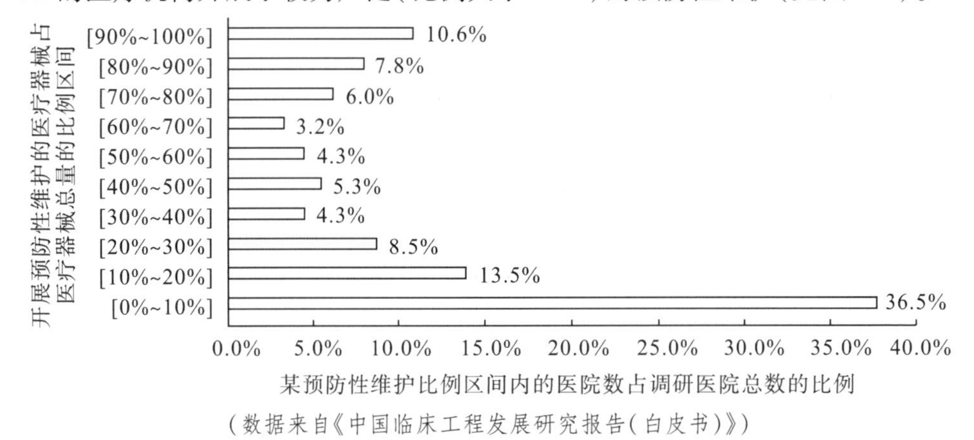

(数据来自《中国临床工程发展研究报告(白皮书)》)

图 1.3 2014 年相关医院的医疗设备维护比例分布

2018 年,浙江省医师协会临床工程师分会对浙江省内各层级医疗机构的医疗器械售后服务情况开展问卷调查。调查结果显示,对于呼吸机、监护仪、除颤仪和高频电刀等高风险医疗设备,医院等级越高其预防性维护工作越到位(见图 1.4)。对于除监护仪外的高风险设备,预防性维护占比均呈现“三级医院 > 二级医院 > 一级及以下医院”的趋势。原则上,全部医疗机构应当对所有高风险医疗设备开展预防性维护,但结果显示仍有 5% 左右的三级医院对呼吸机、监护仪和除颤仪未开展预防性维护,对其余高风险设备开展预防性维护工作的三级医院比例低于 90% ;对各类高风险医疗设备开展预防性维护工作的二级及以下医院的比例低于 85% 。浙江省医疗机构的医疗设备预防性维护工作开展情况在全国范围内相对良好,但各层级医院对医疗设备的预防性维护工作还有待进一步加强,尤其是二级及以下医院。

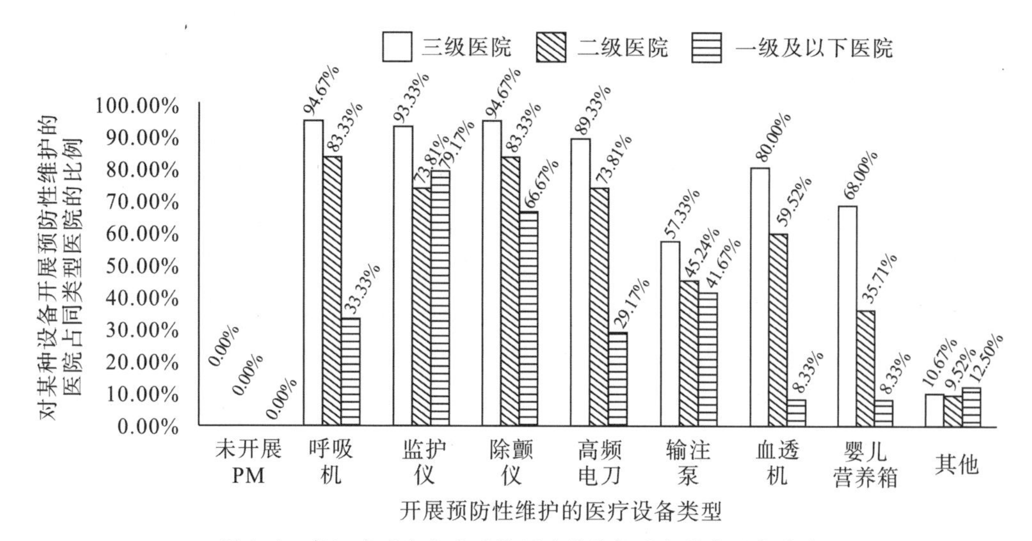

图 1.4 浙江省医院内已开展预防性维护设备种类调查结果

院内临床医学工程师常常无法独立完成全部医疗设备的维修维护工作，大多数医院会采取自修、保修、原厂维修或第三方维修相结合的方式。《中国临床工程发展研究报告（白皮书）》中的数据显示，大多数医院的院内临床医学工程师能够独立完成维修的医疗设备种类集中在病房普通设备和监护、电生理类设备，主要原因可能是这些设备的结构和原理通常较为简单；最不具有自行维修能力的是放疗类、核医学类、CT/MRI 设备，主要原因可能是此类设备涉及复杂的物理学原理，对维修人员的电子电路、计算机算法、图像处理、信号处理等学科领域的知识储备要求高，通常需要经过专业培训的、富有经验的高级工程师才可能维修，且大多数医院采购该类设备时通常会购买原厂保修服务（见图 1.5）。

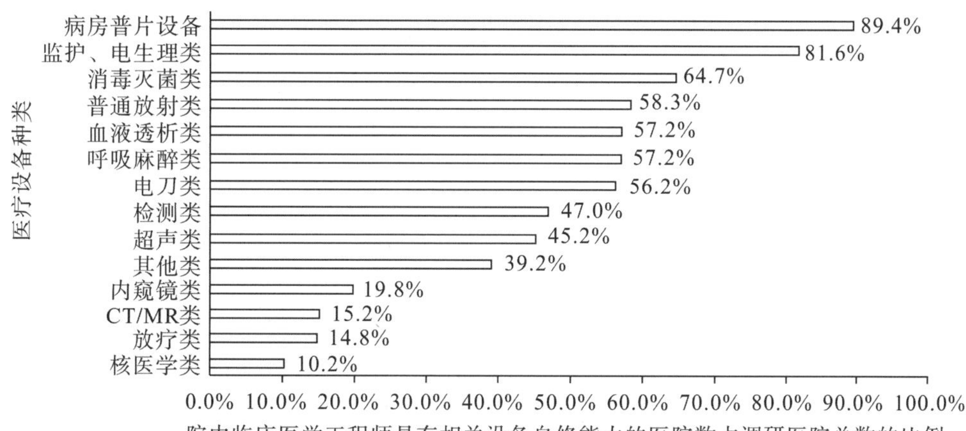

图 1.5 2014 年全国医院院内临床医学工程师自修能力调查结果

在2018年对浙江省医疗机构的调研中发现,部门维修费用中保修支出占比较高,尤其是大型设备的自修能力不足;预防性维护覆盖的医疗设备范围也较小。通过对主客观因素的分析,医院临床医学工程师普遍认为,限制自修能力提升或影响自修比例的主要因素是缺少零配件、缺少专业工具、设备集成化程度高、缺少正规维修培训和原厂核心技术保密5项;其次是无法获取原厂技术指导、缺少原厂维修技术手册和维修风险高等(见图1.6)。虽然这一情况在2020年有所改善,但《2020年中国临床医学工程师执业发展研究报告》中显示仍然有一半以上的医疗机构开展自修的比例低于60%(见图1.7)。如何加强院内医疗器械的管理服务,保障医疗器械的应用质量与安全,成为医疗机构管理者、医院医学工程部门需要重点思考和解决的问题。

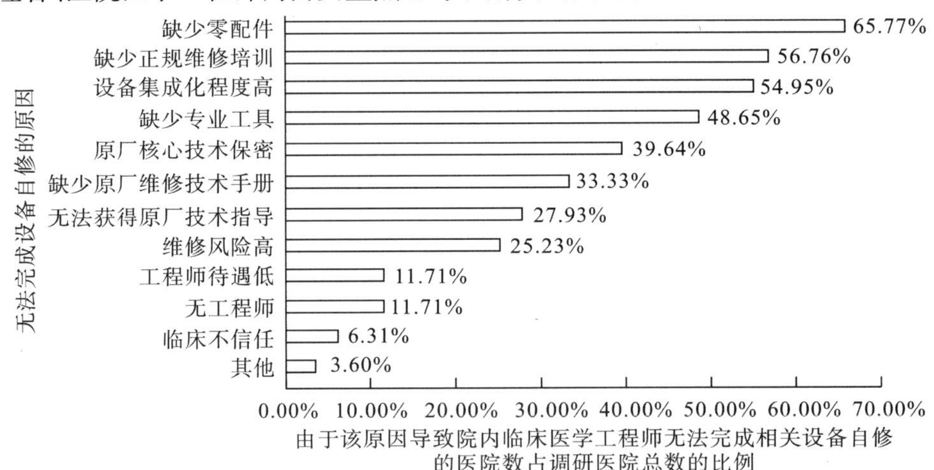

图1.6 浙江省临床医学工程师无法自行完成设备维修的原因调查结果

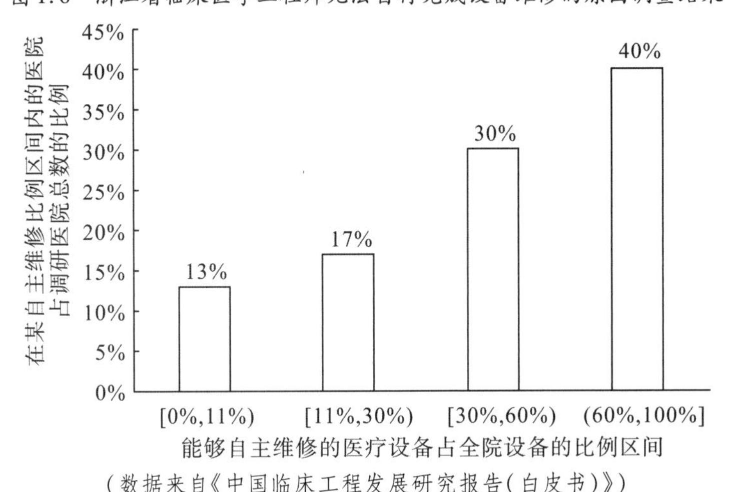

(数据来自《中国临床工程发展研究报告(白皮书)》)

图1.7 2020年相关医院的医疗设备自主维修开展比例

二、临床医学工程师继续教育需求情况

医疗机构内的临床医学工程师为了提升自身技能,往往期望得到有效培训和有效的培训学习资源。以 2018 年对浙江省内各层级医疗机构的医疗器械售后服务情况的问卷调查为例,超过一半的临床医学工程师希望得到原厂维修培训、质控维护管理培训和维修资源信息(见图 1.8)。

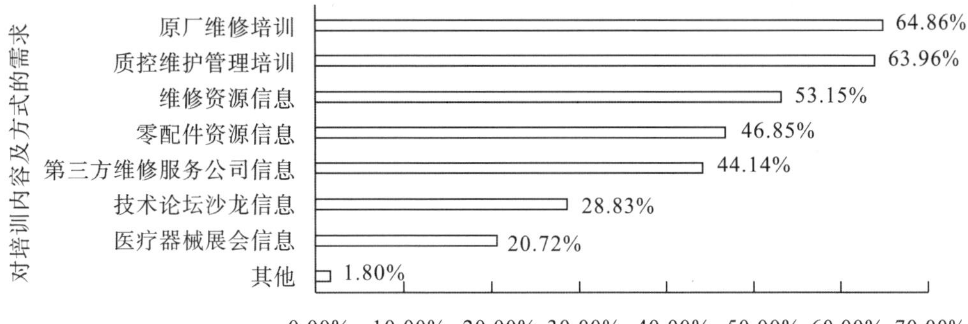

图 1.8 浙江省医疗机构临床医学工程师的培训需求调查结果

医疗机构临床医学工程师的继续教育机会较少,且不同层级医疗机构的临床医学工程师拥有的培训和学习资源差异较大。以 2018 年对浙江省内各层级医疗机构的医疗器械售后服务情况的问卷调查为例,大多数三级医院和二级医院的临床医学工程师人均培训次数仅为 1 次/年,少数能达 2 ~ 4 次/年,说明临床医学工程师再学习再教育的机会较少。几乎全部一级医院的临床医学工程师人均培训次数为 0 次/年,极少数能达 1 次/年,说明一级及以下医院临床医学工程师的学习机会更少。调查结果表明,医学工程的资源仍集中在二级及以上医院,从侧面也反映了各层级医院医学工程的联系不够紧密,需要打破医院壁垒,促进优质资源的共享。

三、对服务提供者的满意度

发现不同层级医疗机构对原厂服务不满意的原因有助于企业改进服务,也有助于寻找更佳解决方案。在 2018 年对浙江省内各层级医疗机构的医疗器械售后服务情况的问卷调查中发现,各级医疗机构对设备原厂服务不满意的首要原因是原厂维修价格昂贵,其次是原厂维修响应速度慢以及先付费再维修的模式让医疗机构难以接受,另外原厂维修流程冗长和维修联系人经常变更也是导致医疗机构对原厂维修服务不满意的重要原因(见图 1.9)。

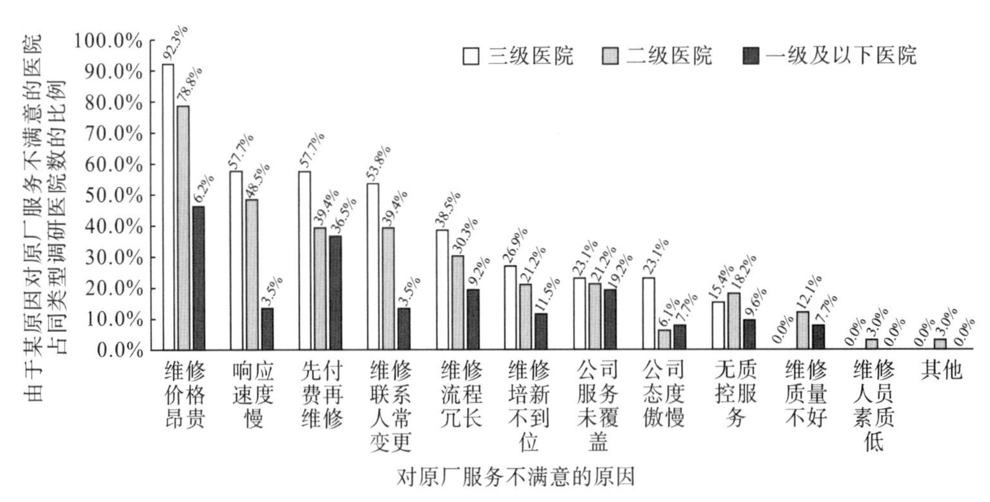

图 1.9 浙江省内各级医院对设备原厂服务不满意的原因调查结果

多数医院会选择与第三方维修服务公司合作,以弥补医疗设备原厂服务的不足。相较于设备原厂售后服务,第三方维修服务的优势主要体现在维修价格便宜、维修响应及时、维修速度快,但对第三方服务的维修质量、工作流程与维修培训等方面存疑(见图 1.10)。

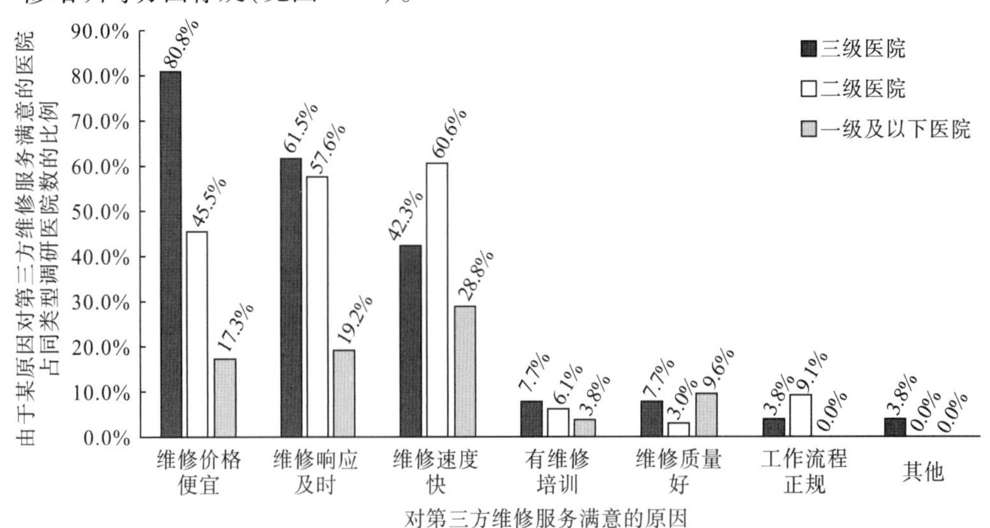

图 1.10 浙江省各级医院对第三方维修服务满意的因素调查结果

维修响应及时性是影响医疗机构评价原厂服务和第三方服务的重要因素。通过对比维修响应平均时间(工程师到达现场时间)和零配件到达现场平均时间,可以量化并对比维修响应及时性。以 2018 年对浙江省内各层级医疗机构的医疗器械售后服务情况的问卷调查为例,设备原厂对所有医院的维修响应平均时间和零配件到达现场时间主要集中在 24 ~ 48 小时和 48 小时以上这 2 个区间;第三方维修服务对所有医院的维修平均响应时间则主要集中在 24 小时以内和 24 ~ 48 小时这 2 个区间(见图 1. 11)。原厂和第三方的零配件达到现场平均时间没有明显区别(见图 1. 12)。由此说明,第三方维修公司服务积极性比设备原厂高。

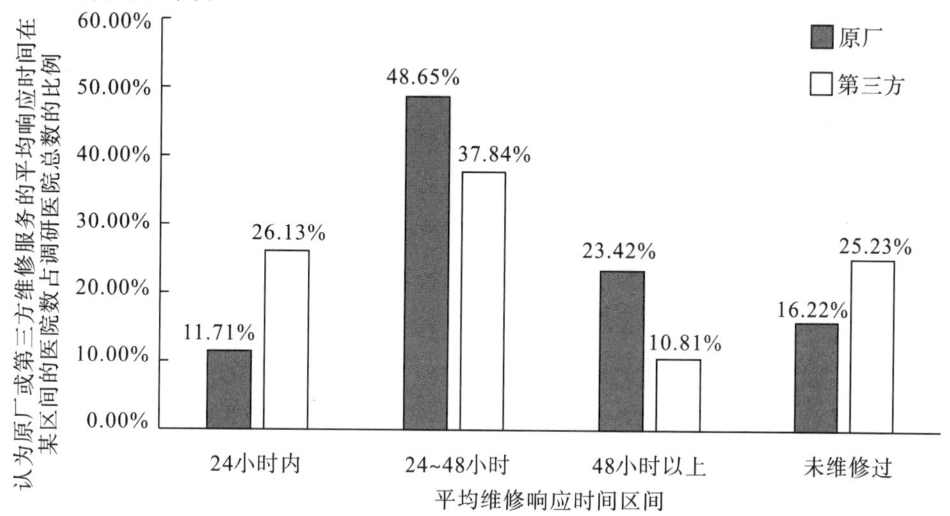

图 1.11　维修平均响应时间分布

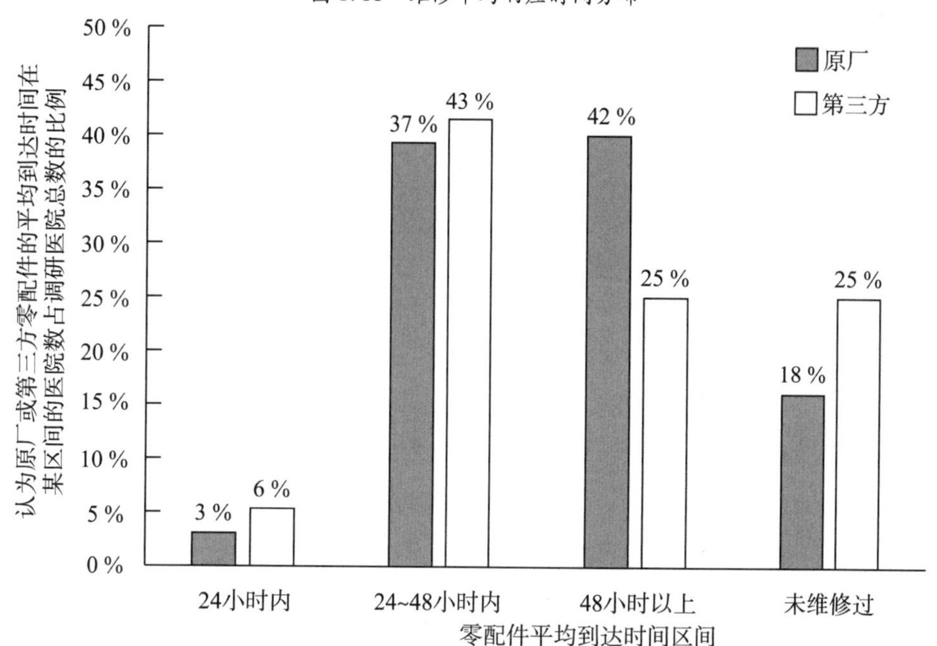

图 1.12　零配件平均到达时间分布

四、不同类型服务模式对比情况

目前,缺乏全国范围内对国内原厂、第三方服务机构的售后服务市场和院内医学工程部门提供售后服务情况的对比分析。2017—2018 年,通过对多家典型的国产医疗器械生产厂家、国内第三方服务机构及近十家基层医疗机构的走访调研,我们对国内的院内医学工程部门、原厂和第三方服务机构的工作情况做了初步对比分析(见表 1.1)。通过实地走访调研发现,多数基层医疗机构仍然未专门设置医学工程部门,缺乏专业的临床医学工程技术人员,缺乏医疗器械的全生命周期管理,无法完成预防性维护和维修,医疗设备总体较陈旧,医疗设备运行效率不佳,厂家售后服务不及时、回访率低。

表 1.1 院内医学工程部门、原厂和第三方服务机构的工作情况初步对比分析

分析内容	院内医学工程部门	原厂	第三方服务机构
设备管理系统	三级医院具备设备管理系统,二级及以下医院缺失或具备简单管理系统	不适用	具备完整的资产运行管理系统
维修维护工作	在某些设备类型或品牌具备一定维修维护能力;三级医院与原厂维修维护合作较多;二级及以下医院与第三方维修公司有合作;整体第三方维修渠道与资源不足	厂商生产或代理的设备具备良好的维修维护能力,但成本较高。部分厂商也与第三方有一定合作	在某些设备类型或品牌领域具备较好的维修维护能力,具备与原厂或其他维修资源的渠道与资源,整体价格较原厂有优惠
质控检测工作	具备常规设备的质控检测能力	对生产或代理的产品具备良好的质控检测能力	具备常规设备质控检测能力和某些特殊类型或品牌设备的质控检测能力
备件备库	基本没有备件库存	对生产或代理的设备有一定规模的备件库	依厂商综合实力具备规模不等的配件库
整体托管能力	自我管理,不托管其他医院	不适用	根据公司实力和规模具备托管三级或二级医院的能力
总结	三级医院具备完整的医疗设备管理方案和流程,二级及以下医院管理能力稍有欠缺	不适用	具备完整的医疗设备管理方案和能力,但整体托管成本较高

第四节 小 结

在我国医疗器械产业规模高速扩增、医疗器械售后服务市场容量增大、院内医疗器械管理服务压力增大的背景下,随着国家对医疗器械全生命周期监管力度得增强,医疗机构的管理者、医学工程部门管理者应当综合考虑多种因素,如医院综合运营成本、医学工程未来发展等,分析各种类型服务模式的优劣势,探索适合自己的服务模式。

影响医疗机构选择售后服务类型的因素有多种,如经济因素、市场因素、地理因素和制度因素等。综合各个因素进行合理决策是世界各国医院管理者面临的难题。1999 年,一项关于美国医疗机构售后服务情况的抽样调查,有 80 家不同区域、不同大小的医院售后服务提供机构参与。结果显示,半数医院采用 In-house 服务的方式,约 20% 采用 OEM 服务、15% 采用 ISO 服务。相对而言,教学型医院更倾向于院内临床医学工程师参与维修。调查认为,大型医院、教学型医院医学工程部门拥有独立成本预算,可以自行开展医疗设备技术管理和维护维修工作,并综合考虑设备类型、成本等自主选择服务类型;中小型医院受预算限制,常常设有以管理为核心的医学工程部门,对维修服务部分进行外包,以减少人力成本。ISO 服务常常需要与 OEM 服务建立紧密的合作关系,并通过向医院派驻常驻工程师以保证响应速度;ISO 服务常常会对工程师进行专业定向化的培养,为多家医院同时提供服务,以降低人力成本。对于院内医学工程部门,有效开展维修的前提是自身维修技术过硬,同时具有相关医疗设备零配件供应渠道。在维修零配件获取渠道打通的情况下,同等响应率的医院医学工程部门的维护成本相对较低。

在香港地区,由于各家医院之间地理位置较近、交通便利,大型医院的医学工程部门(包含医疗电子部、机械工程部、管理咨询组等)除了负责院内售后服务外,还为周边地区的公立诊所、化验室提供医疗设备技术支持,由医院特定的临床医学工程师上门服务,大幅降低小型诊所的设备维护成本。香港地区的这种服务模式充分发挥了院内医学工程部门临床医学工程师的优势,做到不同大小医疗机构内医疗设备的专业、专管、专用,实现了区域内医疗设备的同质化管理。

当前,因缺乏对售后服务的统一定义,加之人财物等资源的限制,不同层级医院的医疗设备管理部门内临床医学工程师的工作职责往往不同。三级医院和二级医院工程师通常承担了包括医疗设备维修、预防性维护、医疗设备质控检测和临床培训等医疗器械全生命周期管理的各项工作职责，部分三级医院和二级医院工程师还承担了实习带教和科研等其他工作。一级及其他医院工程师的工作职责范围则较小，甚至没有开展医疗设备维修、预防性维护、医疗设备质控和临床培训等基本工作。结合实地调研结果，主要原因可能是基层医疗机构临床医学工程师的专业技能无法满足工作需求，且人数较少，有些医院仅有一位临床医学工程师管理医院全部医疗设备，工作难以开展，医疗设备的安装、维修和维护等主要依赖厂家或供货商。

得益于浙江大学等高校生物医学工程学科的支撑，浙江省医疗机构内临床医学工程的整体水平位于全国前列，但仍然存在资源分配不均衡、售后水平不一等问题。从2015年发布的《浙江省临床医学工程白皮书》数据可以看出，浙江省临床医学工程面临着人才队伍不足、预防性维护和质控检测开展情况不佳等问题，尤其是县级及以下医疗机构，存在医疗设备售后服务不能满足临床需求的情况。为了进一步剖析浙江省医疗器械售后服务情况，为制定更优的解决方案提供数据支撑，"十三五"国家重点研发计划项目"基于医疗'互联网+'的国产创新医疗设备应用示范"项目组及课题"国产医疗设备创新售后服务体系研究"课题组于2017—2018年对浙江省5个地级市近10家基层医疗机构展开走访调研，并于2018年对浙江省内各层级医疗机构的医疗器械售后服务情况展开问卷调查，调研范围均覆盖了浙江省11个地级市超过100家医疗机构。调研结果显示，浙江省内三级医疗机构的医疗器械售后服务得到了较好满足，而县级医疗机构尤其基层医疗机构，因地域偏远、分散分布、临床医学工程专业技术人员不足等，在医疗器械维修维护、质控和培训等售后服务方面均与大型医疗机构相去甚远，售后服务不可及、不及时等问题常见，严重影响基层医疗机构的医疗服务能力，阻碍国产医疗器械在基层医疗机构"用好，管理好"。因此，需要探索一种资源整合、资源利用率最大化且适宜基层的售后服务体系，为基层提升医疗服务能力、保障医疗质量与安全提供有力支撑。

作为大型综合教学型医院的医学工程部门，除了做好院内医疗器械全生命周期精细化管理，面对国产医疗器械企业整体售后服务水平不足、基层医疗机构售后服务不可及等问题，应当思考如何利用大医院的优势资源，通过资源整合、资源下沉的方式，一定程度上改变当前困境，以期同时实现促进国产医疗器械产业发展，促进基层医疗机构对医疗器械维修维护等管理能力的提升，提升基层医疗机构同质化管理水平,更好地支撑临床诊疗服务。基于国内医疗器械售后服务市场现状,面向浙江省医疗机构对医疗器械售后服务的需求,尤其基层医疗机构的需求,我们提出一种新的、整合多种优势资源的售后服务体系,重点解决维修维护管理、质量控制管理和人才培训培养等问题,探索一种共同发展的长效机制。

第二章

基于“医工联体”的创新售后服务体系

针对现存浙江省售后服务不足问题，提出构建一种以浙江省不同层级医疗机构医学工程为基础的创新售后服务体系的构建方案，以满足提升相应售后服务需求。浙江省临床医学工程师人数较多，实力较强，通过建立创新售后服务体系整合优势资源，不仅能够改善区域售后服务资源分布不均的现状，实现基层售后服务同质化，而且能够促进医学工程学科和人才队伍的进一步发展，弥补国产医疗器械企业在售后服务方面的不足，帮助其更好地在省内开展应用推广。本章主要针对创新售后服务体系的基本概念、组织架构、体系架构、体系建设等内容进行概括性的介绍。

第一节 基本概念

一、“医工联体”

2013 年，区域医疗联合体（简称“医联体”）作为一个新名词成为中国医疗领域的热点话题。“医联体”是指整合同一个区域内的医疗资源，形成医疗联合体，通常由一个区域内的三级公立医院或业务能力较强的医院牵头，联合社区卫生服务机构、护理院、专业康复机构等，现已有城市医疗集团、县域医疗共同体（简称“医共体”）、专科联盟和远程医疗协作网等多种形式。“医联体”的特点在于形成了资源共享、分工协作的管理模式，对区域医疗服务能力的提升和区域医疗机构管理效率的提高起到了极大的促进作用。

近年来的调研结果显示，地处偏远的乡村卫生院、卫生服务中心等基层医疗机构缺乏相应的医疗设备维护管理人员，部分机构仅设置兼职的设备管理员负责机构内所有医疗器械管理工作；与此同时，随着政府对医疗卫生事业投入增加，各类医疗器械不断被引进基层医疗机构，传统的医疗器械管理模式已无法满足实际需要，尤其是在医疗器械的日常维修维护和质控检测等方面，需要一支高质量的医工队伍来完成医用设备的操作培训、维护保养、质量控制检测等工作。因此，借鉴“医联体”形式，本团队提出“医工联体”概念，并将其定义为以同一区域各医疗机构临床医学工程师为基础，将该区域内的医学工程资源整合在一起组建成“医学工程联合体”。

二、创新售后服务体系

国内医疗器械售后服务的不足主要集中在人才队伍建设、维修维护保养及质量控制检测等方面，同时在医疗器械的全生命周期质量控制管理方面缺乏统一的标准规范。基于此，本团队构建了一种基于“医工联体”的创新售后服务体系。该体系是以“医工联体”为基础，整合医疗机构、医疗设备厂家（OEM）、第三方服务商（ISO）、非营利性技术支持组织等多方资源，围绕“用好，管得好”国产医疗设备为目标，以自主搭建的信息支撑平台为媒介，形成由各层级医疗机构医学工程部门为中心组成的自上而下的服务网络，并以医院医学工程部门为依托的涵盖培训、维护管理和质量控制三方面的医疗设备售后服务体系。该体系能够实现区域医疗器械售后服务稳定化、同质化、网络化及智能化，同时为医疗器械在医疗机构尤其是基层医疗机构的高效、安全应用提供支撑。

第二节　创新售后服务体系组织架构

要建立完善的创新售后服务体系，需要合理的组织架构来支撑。一个完整的组织构架一般由责任主体、综合管理组、医疗机构、医疗器械生产/代理企业、学会/协会等非营利性组织、第三方服务商等组成（见图2.1）。

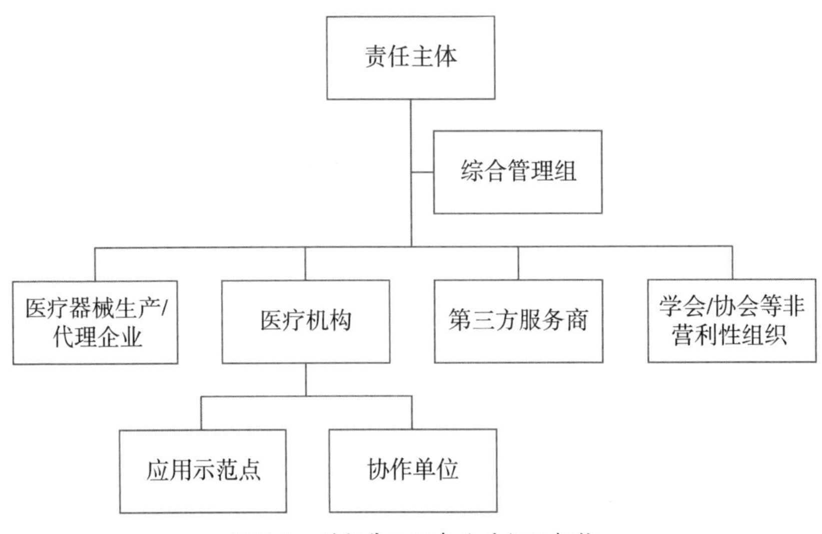

图 2.1 创新售后服务体系组织架构

1. 责任主体:负责统筹、协调和决策,制定计划、目标和任务,管理参与机构,明确各机构的相关目标和任务,指导并监督各机构的工作。

2. 综合管理组:在责任主体的组织和协调下,制定具体实施方案细则、实施计划和管理制度;组织开展活动,推动服务体系在各个示范点内的应用示范;定期组织阶段性研究成果总结,保障参与机构工作的协同开展和顺利推进;管理过程文档。

3. 医疗机构:①应用示范点配合开展创新售后服务体系应用示范工作,定期反馈示范效果及问题;②协作单位响应工作需求,召集各区域医疗机构工程师参与本研究开展的医疗机构调研与帮扶、医疗器械相关培训和售后服务体系应用推广等活动,协同完成体系的推广实施。

4. 医疗器械生产/代理企业:提供产品样机用于遴选、协助示范产品的应用推广与信息化连接、建设医疗器械创新售后服务培训基地、定期举办人才培训会议或课程、协助完成创新售后服务体系的具体实施与应用示范。

5. 学会/协会等非营利性组织:合作开展医疗器械使用、维修、维护、质控检测培训与下基层帮扶,创新售后服务体系应用推广等活动,组织并动员各级医疗机构、医疗设备企业等有关人员参加活动。

6. 第三方服务商:协助完成创新售后服务体系的具体实施与应用示范。

第三节　创新售后服务体系设计

本团队通过系统调研,深入了解了浙江省基层医疗机构的服务需求,具体见第一章第三节内容,并在此基础上研究构建基于"医工联体"的创新售后服务体系。通过将"医工联体"、OEM、ISO 和非营利性技术支持组织等资源有机整合,设计并实现面向培训、维护管理和质量控制三方面的售后服务信息技术支撑平台,以完成示范区域医疗机构医疗设备物联网的构建,最终实现对基层医疗器械使用者(如临床医生、临床技师)和基层医疗器械维护管理者(如临床医学工程师)的实时培训,对维护管理和质量控制检测进行指导(见图 2.2)。

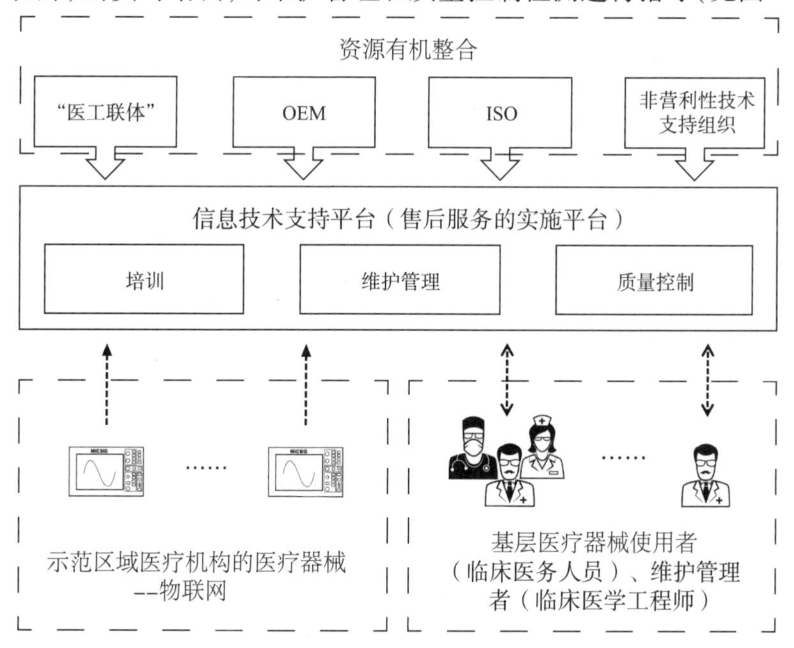

图 2.2　创新售后服务体系内各方关系

一、培训体系

第一章第三节的调研结果显示,基层医疗机构的医疗器械售后服务面临的主要问题有:①临床医学工程师接受医疗器械相关培训(包括原厂培训、参加非营利性组织举办的培训)的机会很少,临床上开展医疗器械相关培训也较少,导致工程师无法完成对医疗器械的自修;②医疗器械在临床的规范化应用程度也相对较低,易引起医疗器械故障频发等。在调研医疗机构工程师对售后服务的需求中发现,要求接受正规培训(尤其是原厂培训)工程师在60%以上。因此,规范化培训体系是创新售后服务体系的主要内容之一。医疗机构,尤其是基层医疗机构,应以"用好,管得好"医疗器械为目标,借鉴国内外临床医生的培训考核方法,围绕培训师队伍、培训对象、培训方式、培训内容、培训基地、考核标准等内容,建立一套规范的培训体系,以保证国产医疗设备使用和维护管理的同质化水平。

二、维护管理体系

本书中提到的维护管理,包括维修与预防性维护两大主要内容,是医疗器械售后服务的重要组成部分。根据第一章第三节的调研结果,基层医疗机构工程师开展医疗设备维修和预防性维护的比例较低。其中,无法完成自修的重要原因包括缺少零配件和专业工具、缺少原厂维修技术手册及技术指导。医疗器械原厂售后服务在医疗机构,尤其是基层医疗机构表现出响应速度慢、维修流程冗长、维修价格昂贵以及维修联系人经常变更等问题。临床医学工程师对医疗设备维护管理方面的需求不仅包括了维修和零配件信息,也包括了服务商信息。基于此,创新售后服务体系将维护管理作为第二大内容开展研究。借鉴分级诊疗及"医联体"或"医共体"的实践经验,围绕体系架构和维护管理对象、人员、内容、方式等,建立基于"医工联体"的区域分级维护管理体系,主要包含体系架构、维护管理对象、维护管理人员、维护管理内容、维护管理方式五个方面。

三、质量控制体系

目前,尚未有医疗器械质量控制体系全国统一的定义。作为浙江省医疗机构管理与诊疗技术规范丛书之一,2018年出版的《医疗设备管理与技术规范》对医学装备质量控制(简称"质控")的定义为:为保证医疗质量、医患双方的安全及医疗活动的有效性和准确性所采取的作业技术和活动。其具体内容包括制定明确的操作规程,科学的性能检测、计量检测,规范的预防性维护、保养、维修及必要的工程人员技术培训等。第一章第四节的调研结果显示,医疗机构对原厂售后服务不满意的十大原因之一即无质控服务,而质控培训也是医疗机构工程师的主要需求之一。同时,开展质控检测的基层医疗机构占比不足20%,尤其是急救类及生命支持类设备的质控检测工作开展情况十分不理想。此外,质量和安全检测工作在各级医院还未普及,影响普及的因素包括缺少质控设备、人员配备不足、不知如何开展等。因此,质控体系也是创新售后服务体系的主要内容之一。本书沿用《医疗设备管理与技术规范》对质量控制的定义，质控体系的内容重点是医疗设备质量控制检测规范的建立与培训两方面。运用管理学理论、生物医学工程学原理和方法，结合国内医疗机构运营模式现状，基于需求分析结果、“医工联体”及部分医疗装备的智能质控模块，从组织机构建设、人才队伍培养、医疗器械临床应用全流程管理、信息化管理手段运用等方面入手，研究建立基于“医工联体”的区域医疗器械质量控制体系，重点开展质量控制检测规范化及区域同质化研究。

第四节　创新售后服务体系建设

一、基本原则

医疗器械品种繁多、技术复杂、生命周期长（一次性医疗器械除外），涉及的售后服务内容繁杂，售后服务相关机构之间关系复杂。因此，在构建医疗器械创新售后服务体系时，需遵循以下基本原则。

（1）系统性原则：医疗器械的售后服务内容多且杂，需要各级医疗机构、OEM、ISO、非营利性技术支持组织等各相关机构之间的紧密合作，也需要社会及有关部门的监督，才能确保售后服务体系的高效运行，充分、有效、合理地利用各方资源，以降低售后服务成本。

（2）及时响应：及时响应是售后服务重要原则之一。能否及时响应不仅影响医疗机构医疗服务能否正常开展，同时也影响医疗机构对医疗器械售后服务提供方的评价，对其后续的医疗器械推广会造成长远影响。因此，创新售后服务体系在构建时需考虑问题处理的响应时间。

（3）流程流畅：医疗器械售后服务涉及的机构/部门较多，最直接的是医疗机构内部的设备管理部门，此外还有 OEM/医疗器械代理商、ISO、医疗机构临床相关部门等，如果没有一套较为顺畅的售后服务执行流程，售后服务的开展与推进将受到极大的阻碍。因此，服务流程的流畅性是售后服务体系高效运行的重要保障，也是售后服务响应及时性的基础。

二、技术路线

创新售后服务体系建立的技术路线见图 2.3。通过咨询专家、检索文献等方法，合理设计围绕医疗机构、OEM、ISO 等医疗设备管理、售后服务获取和提供等方面的调研表,并依托浙江省国产医疗设备应用推广中心、浙江省医师协会临床工程师分会等联合开展基线调研(具体见第一章第三节的内容),以明确医疗机构,尤其是基层医疗机构对医疗器械售后服务的需求。随后,面向医疗机构对医疗器械售后服务的实际需求,建立包含培训体系、维护管理体系和质控体系在内的创新售后服务体系,搭建相应的信息化服务平台,并制定应用示范实施方案。然后,在示范地区建立示范网络,通过应用示范不断反馈并优化创新售后服务体系,形成基本成熟的、可推广的售后服务模式及完善的应用示范方案,最终形成完善的,数字化、智能化、可复制、可推广的创新售后服务体系。

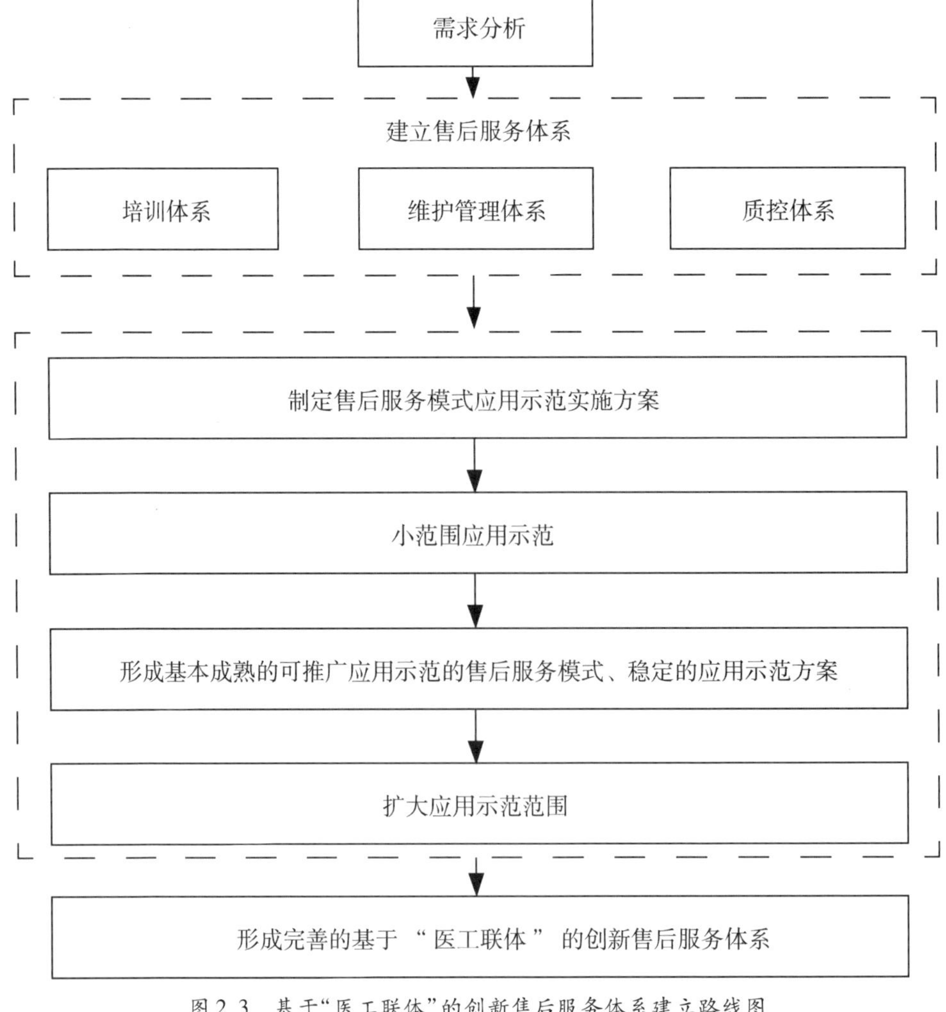

图2.3 基于“医工联体”的创新售后服务体系建立路线图

三、实施方案

1. 调　研

深入的调研是针对基层医疗机构售后服务切实需求制定实施方案的必要条件。调研包括实地调研、会议访谈和问卷调查等方式，本书所述调研主要面向浙江省各层级医疗机构及应用示范医疗器械生产厂家。其中，参与实地调研及会议访谈的医疗机构主要是创新售后服务体系应用示范区域的基层医疗机构，旨在了解基层示范点国产医疗设备详细应用情况与体会；实地调研、会议访谈国产医疗器械企业，选取微创手术、精准影像、远程病理和慢病管理相关的优秀医疗器械生产厂家及部分知名第三方售后服务机构，旨在了解 OEM 和 ISO 的发展现状、运行模式及与医院临床医学工程师的区别，并建立合作关系；问卷调研则面向浙江省各层级医疗机构，旨在搜集目前医疗机构在医疗设备维修、维护、质控检测等方面的开展情况和现状，通过对人员、设备及售后服务等医疗机构整体现状进行统计和分析，找出基层医疗机构售后服务的难点和重点。

通过文献检索等方法，合理设计并制定《医疗机构医疗器械管理现状基线调查表（初稿）》，随后应用多轮德尔菲法获得较为完善的调研表，并通过定期调研不断反馈优化，最终形成调研表（见附录）。此调研表涵盖医疗机构基本情况、医疗设备管理部门及人员情况、科研情况、继续教育及培训情况、医疗器械使用及维护管理情况、临床医学工程师认证情况等内容，通过对调研数据的筛选、整理与分析，客观而详细地呈现调研结果（调研结果见第一章第三节），以期深入了解浙江省各层级医疗机构医疗设备管理现状，为创新售后服务体系的构建提供客观依据。

2. 搭建信息化平台

医疗器械售后服务不可及、不到位的其中一个重要原因是地域限制。随着信息化、网络化技术的飞速发展，地域限制逐步被打破。构建售后服务信息化平台已成为各医疗器械生产企业积极布局的方向之一，也是创新售后服务体系的重要基础。信息技术支撑平台将成为人、物和机构的融合平台，能够为创新售后服务平台的构建、应用及推广打通流转路径。创新售后服务体系的信息化建设内容包括人员和机构管理、资产管理、维护管理、教学培训、调研及通知公告等功能，旨在实现体系的数字化、网络化、智能化，保证收集数据的真实、有效、可追溯，为创新售后服务体系的可复制、可推广助力。

3. 构建培训体系

基于“医工联体”的创新售后服务培训体系主要包括“医工联体”人才(培训师)队伍建设(如人员招募、遴选、培训等)、规范化培训(如方案制定、课程制定、对外培训等)、长效机制研究(如培训基地建设、习题制定、培训考核、学分认证等)三个环节。具体建设时,需探索线上线下有机结合的、可复制性强的培训方式,为学员提供便捷的培训并实现广泛推广。

(1)培训师队伍:基于“互联网+”,依托省级医疗中心的技术与人才资源,建设医疗器械培训师队伍,为使用者和维护管理者提供科学的、系统的培训。

(2)培训对象:示范服务网络内医疗器械的使用者与管理者。

(3)培训方式:基于创新售后服务体系信息支撑平台,以厂家培训、示范中心进修、学术交流等线下培训方式,以及课件学习、视频直播等线上培训方式为基础,研究可操作性强的、可广泛推广的培训方式,实现“线上线下”培训有机结合,以方便培训对象学习。

(4)培训内容:针对基层医疗机构缺乏医疗设备全生命周期管理理念、重采购轻维护等现状,以《医疗器械监督管理条例》等法规为基础,联合医疗器械生产厂商与三甲医院资深工程师,研究制定医疗器械质量控制标准化流程,医疗设备质量控制检测规范,多种类医疗设备使用说明、维修、维护保养流程等多媒体资料,形成专业知识库,重点加强对医疗器械全生命周期管理理念与方法的培训。研究建立培训内容评估制度与长效机制,持续推进知识体系的充实完善。

(5)培训基地:以医疗器械生产企业、医疗器械示范中心或第三方服务商为基础,建立医疗器械使用和维护管理培训基地。

(6)培训考核:基于培训内容,建立试卷库,研究考核标准和激励机制,以最大化培训效果。

4. 构建维护管理体系

基于“医工联体”的维护管理体系建设与培训体系建设类似,主要包括“医工联体”人才(维修工程师)队伍建设(如人员招募、遴选、培训、资质认证等)、区域“医工联体”体系建设、规范化维护管理(如对外响应维修和维护要求、下基层指导等)、长效机制研究(如培训基地建设、对外服务评价等)四个环节。

(1)体系架构:以示范区域内不同层级医学工程部门为基础,依托浙江省医师协会临床工程师分会、浙江省医疗设备管理质量控制中心及各地县市区级质控中心,建立医疗器械区域应用示范服务网络,以省级医疗机构医学工程部门为中心，向地市、区县中心直至基层医疗机构如社区服务中心、卫生院等辐射（见图 2.4），通过资源整合，打通优质资源下沉的路径。

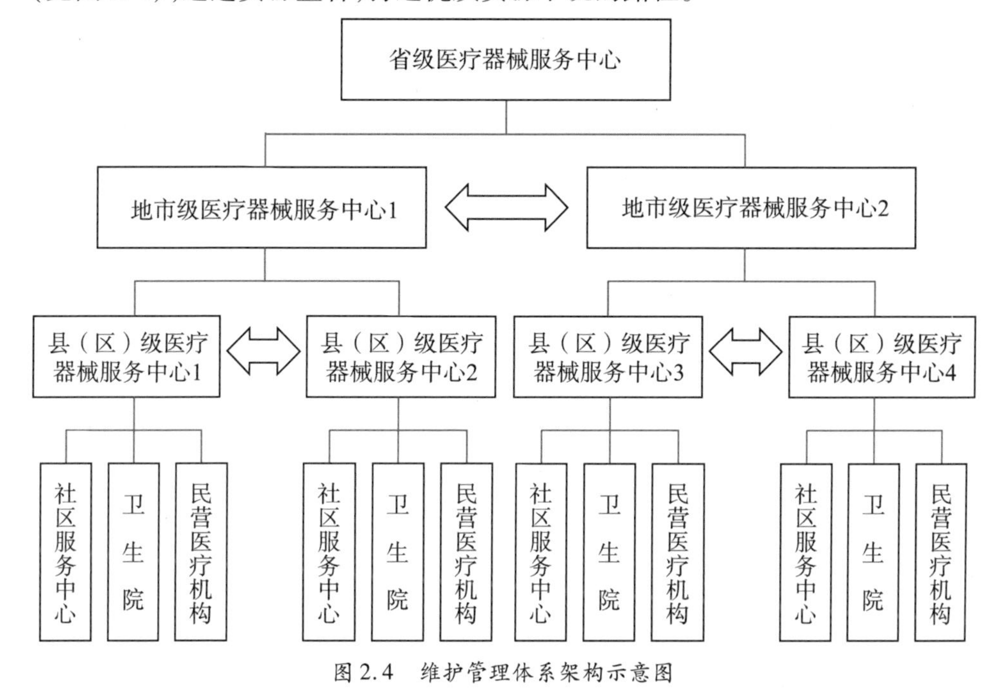

图 2.4　维护管理体系架构示意图

（2）维护管理对象：以示范区域内各基层医疗机构医疗器械为维护管理对象，结合创新售后服务信息支撑平台，研究相关医疗设备物联网的构建方式，实现 PC 端和移动端的维护管理操作、远程指导等。

（3）维护管理人员：以“医联体”或“医共体”的临床医学工程师（医工）为基础，组建“医工联体”，通过培训，增强医疗机构医工队伍的实力，实现区域内医疗器械维护管理水平的整体提升和同质化。

（4）维护管理内容：针对不同类别医疗器械开展维护管理信息化、同质化研究，依托“医联体”及“医共体”等医疗服务模式，为区域内基层医疗机构提供医疗器械的安装验收、预防性维护、维修等服务及指导，建立医工多点服务、流动管理、绩效考核、长效机制和激励机制等具体措施，以有效解决基层医疗机构售后服务不可及、不到位、响应时间长等问题，同时降低医疗器械企业的售后服务成本。

（5）维护管理方式：基于创新售后服务信息支撑平台，有机整合“医工联体”、OEM、ISO 和非营利性技术支持组织，优化国产医疗设备维护管理，最大化医疗器械服务资源的使用效率。

5. 构建质量控制体系

基于“医工联体”的创新售后服务质量控制体系主要包括质量控制规范化方案研究(如医疗器械临床应用全生命周期规范化流程、质量控制检测标准化流程等)与质量控制检测规范应用示范(如人才培训、定期开展质控检测/预防性维护下基层帮扶及指导等)两个环节。具体建设时,需结合医疗机构、OEM和各级医疗设备质控中心等多方力量,共同探索线上线下有机结合的、可复制性强的质控同质化、规范化方案。

(1)质控实施人员:通过厂家培训及示范中心进修的“医工联体”工程师。

(2)面向对象:示范服务网络内医疗器械的管理者。

(3)研究方式:通过文献调研、专家咨询、企业调研、医疗机构走访等方式,针对不同种类的医疗器械开展质量控制检测规范研究。

(4)实施方式:以学术交流、定期定点帮扶等线下方式实施;基于创新售后服务体系信息支撑平台,通过视频演示等线上方式实施,实现“线上线下”有机结合。

6. 应用示范

应用示范是完善创新售后服务体系及验证其有效性的必要手段。通过小范围应用示范,发现和完善该体系,并进行优化改进,获得较成熟的、可推广应用的售后服务模式及稳定的应用示范实施方案,然后推广至其他典型示范区域,进行进一步优化反馈,最终形成可复制、可推广的创新售后服务体系。

创新售后服务体系的应用示范主体成员单位是医疗机构,因此应用示范涉及的地域广、人员多、单位多,为了创新售后服务体系能够顺利、有效地在示范点开展应用示范,需要制定系列应用示范实施保障措施。推动应用示范落地的核心是资源整合,并建立资源之间有效的联动机制,主要涉及内在机制和外在机制两部分。内在机制指的是参与应用示范的各成员单位内构建有效的组织管理方式和协调机制。政府是应用示范全过程强有力的推手,能够起到监督与协调的重要作用。外在机制则是指外部资源整合后的有效联动,主要依托各省市区医疗设备管理质量控制中心、省医师协会、省医学会等非营利性技术支持组织的机构、人员结构网及物资资源网等推广应用创新售后服务体系。多种资源的有机整合形成稳定的应用示范运行网络,为创新售后服务体系的落地提供保障。

第五节 小 结

医疗器械创新售后服务模式是基于“互联网 +”，依托省级医疗中心技术与人才资源，围绕医疗器械使用全过程的培训、维护管理和质量控制三个方面的新型售后服务体系。在体系构建过程中，首次以示范区域“医联体”或“医共体”内不同层级医学工程部门为基础，形成以省级医疗机构医学工程部门为中心向基层医疗机构辐射的医疗器械区域应用示范服务网络，架起 OEM、ISO、非营利性技术支持组织与基层医疗机构之间的桥梁。通过建立系统的医疗器械培训体系，填补基层医疗机构医疗器械系统性培训的空白，提高其医疗器械使用和维护管理的水平，实现区域内医疗器械维护管理水平的整体提升和同质化。通过构建基于“医工联体”的区域分级维护管理和质量控制体系，有效解决基层医疗机构维护服务不可及、不到位的问题，并降低国产医疗设备企业的售后服务成本。同时，通过设计合理的技术路线、细致的实施方案、稳固的组织架构以及有效的制度保障，为体系建设与应用示范落地奠定坚实的基础。

通过建设创新售后服务体系，完善现有的医疗器械应用培训体系、维护管理体系和质量控制体系，并将其信息化，实现对医疗器械企业现有售后服务体系的补充和提升，同时具有良好的社会经济效益。

1. 保障医疗器械的可靠使用，减少各类器械意外故障的发生，降低不合理使用造成设备故障而产生的维修、维护和管理成本。

2. 组建以各级医疗机构临床医学工程师为基础的“医工联体”，架设 OEM、ISO、非营利性技术支持组织与基层医疗机构之间的桥梁，有效改善基层医疗机构维护服务不可及、不到位的情况。

3. 有效整合和激活各级医疗机构、OEM、ISO 和非营利性技术支持组织的维修力量，优化医工资源配置和利用，有效提升示范区域各级医疗机构的医疗装备维修维护管理综合能力。

4. 保障医疗器械安全运行，增强医疗器械临床应用的可靠性和耐用性，着重提升医疗机构使用人员对国产医疗器械的认可度，辅助塑造国产医疗器械品牌形象。

第三章

基于医疗“互联网+”的创新售后服务平台

医疗器械售后服务的信息化不仅能提高售后服务的及时性和普及率，同时也为医疗器械的相关培训、维护管理及质量控制学习交流提供了更为便捷的线上平台。此外，基于信息化平台提供的与医疗器械可靠性相关的数据，对医疗设备开展科学评价，评价结果可以促进医疗器械企业的创新与可持续发展。本章主要介绍基于医疗“互联网+”的创新售后服务信息化平台的构建与实现，基于医疗“互联网+”的创新售后服务信息化平台是创新售后服务体系实现与推广的最重要手段。

第一节　搭建意义和搭建方案

基层医疗机构售后服务不可及、不到位的一个主要原因是地域限制。因此，创新售后服务体系将信息化平台的建设放在首位。通过研究信息搜集方法，设计和开发信息搜集工具，搭建信息搜集服务平台，本团队构建了支持医疗器械培训、维护管理和质量控制的售后服务体系信息化平台。该平台促进了创新售后服务体系的网络化、智能化，保障了数据的真实性、有效性和可追溯性，为创新售后服务体系的可复制、可推广提供助力。

创新售后服务体系主要面向基层医疗机构的实际需求开展了培训、维护管理和质量控制三方面内容的研究，考虑到基层医疗机构分布广、地处较偏的特殊情况，这三方面都应开拓线上服务模式，以打破基层医疗机构地域限制，更好地将创新售后服务体系推广到基层。创新售后服务体系信息平台的功能主要包括创建人员库、资产库、教学培训、质量控制、维护管理及其他辅助功能等。

一、人员库

1. 人员注册与登录

人员注册与登录是信息化平台最基础的功能之一，也是平台安全的最基础保障。基于创新售后服务平台的特点细化注册需求（见表3.1）。注册与登录在PC端及手机微信端（微信服务号）均可实现。

表3.1　注册需求

注册类型	内容	备注
单位	单位名称	官方全称
	单位地址	
	部门名称	官方全称
	部门负责人	该账号管理员
	职称	研究员、高级工程师、工程师、助理工程师等
	联系方式	手机号码、办公电话及邮箱
	部门总人数	
工程师	身份可多选	管理员、设备管理负责人、医院工程师等，由管理员或部门账号管理员审核
	姓名	
	职称	
	主要工作内容	采购、维修维护、设备管理、不良事件管理、计量等
	联系方式	办公电话、手机号码、电子邮箱
	擅长维修的设备类别及型号*	
	上传证书或其他资质证明材料*	

*当选择维修、维护时填写或上传。

2. 角色权限设置

创新售后服务体系涉及的机构类型多样，不同机构人员对平台的需求不同，同时考虑到信息安全，平台根据机构类型设置了相应的角色及对应的权限。权限包括资产管理、维修申请、维修响应、维修评价、资料上传、通知发布和后台管理等，不同角色有不同的权限配置。其中，医疗机构医工人员可以承担普通工程师（设备管理员）、“医工联体”维修工程师及“医工联体”培训师的角色；原厂工程师主要有不同产品的专业维修工程师及不同产品的专业培训工程师；第三方服务商工程师主要有专业维修工程师及专业培训工程师。图 3.1 显示了不同角色主要负责的内容。

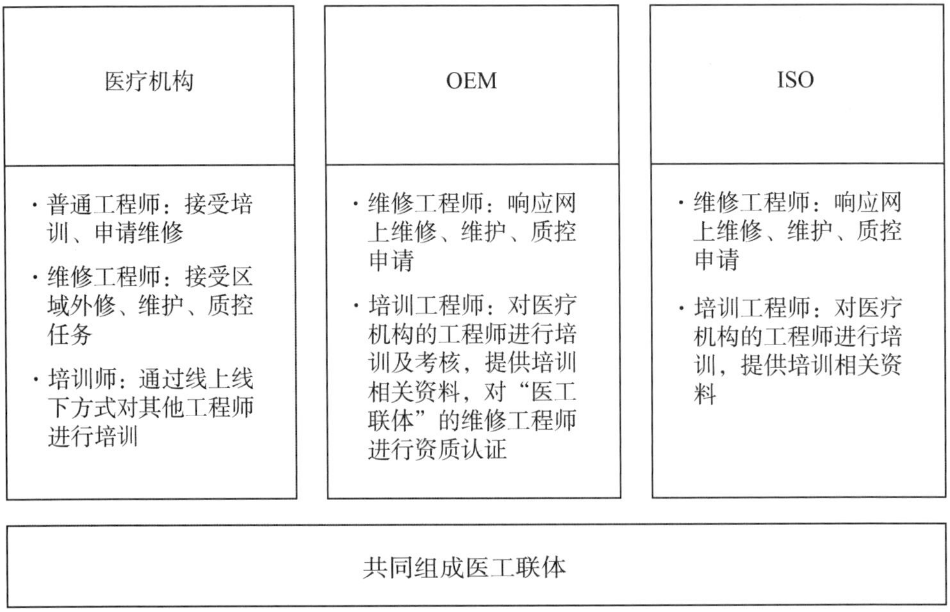

医疗机构	OEM	ISO
· 普通工程师：接受培训、申请维修 · 维修工程师：接受区域外修、维护、质控任务 · 培训师：通过线上线下方式对其他工程师进行培训	· 维修工程师：响应网上维修、维护、质控申请 · 培训工程师：对医疗机构的工程师进行培训及考核，提供培训相关资料，对“医工联体”的维修工程师进行资质认证	· 维修工程师：响应网上维修、维护、质控申请 · 培训工程师：对医疗机构的工程师进行培训，提供培训相关资料

共同组成医工联体

图 3.1 各机构角色设置

二、资产库

医疗器械作为售后服务的主要对象，其同质化和信息化管理也是创新售后服务体系的一大目标。将医疗器械作为资产录入到信息平台，不仅可以开展医疗器械线上报修、资产盘点、数据统计等工作，而且可以尝试开展医疗器械在线监测，为远期实现医疗器械的故障预警等创新性内容做好数据支撑。

1. 信息录入

信息录入需要提供医疗器械的相关信息包括设备名称、生产厂家、设备型号、序列号、安装地点及时间、购买年月、保修起止时间等，这些信息可以由相关厂家或医疗机构录入。

2. 在线监测

作为创新售后服务体系，实现医疗器械售后服务的网络化、智能化是其创新性的集中体现，而医疗器械的在线监测则是实现其售后服务网络化智能化的基石。在线监测的参数主要有设备状态（开机/关机）、总工作天数、环境温度、环境湿度、平均每天服务患者的数量、总开机时间等，针对放射类设备等还需统计总曝光秒数、机架总旋转圈数等数据。实现医疗器械的在线监测不仅能够完成相关医疗装备的在线状态记录与预警，而且检测数据也可作为医疗器械应用效果的评价依据。

三、教学培训

教学培训体系的信息化实现模块，集名师教学、知识点回顾、自学自测、网络答疑等功能于一身，主要可分为课程库、试卷库、讨论区及课时累计4个部分。

1. 课程库

由管理员统一审核课件，并上传；内容包括医疗器械相关法律法规、基础知识（基本概念、定义等）、维修维护管理培训（常见故障解析、日常维护保养等）、质控培训和质控视频分享、会议视频等；上传文件包括PPT格式文件、PDF格式文件及线下培训录像；课程内容可用微信或朋友圈分享。

2. 试卷库

由管理员统一维护；每门课程学完后有测验，根据测验结果发放学分。

3. 讨论区

可上传照片、输入文字进行发帖讨论。

4. 课时累计

学习课程并参与测试，累计一定数量将给予电子证书等。

四、质量控制

质量控制模块的功能主要是质控检测规范的共享与培训、质量控制标准化流程的培训等，目的是实现质量控制同质化。质量控制模块由管理员统一上传质控规范、操作流程、培训课件及视频等资料。

五、维护管理

线上的医疗器械维护管理主要包括两部分，即线上维修管理与定期维护（preventive maintenance, PM）管理。针对线上维修管理，开发微信报修模块，简化报修流程，将报修信息快速、准确地推送给相关维修工程师，包括原厂工程师和“医工联体”维修工程师，再由相关机构负责人指定OEM、ISO或医疗机构有资质的工程师进行维修。维修完成后双方进行互评，以保证维修质量。而针对

PM 管理,一方面可以根据资产库内信息开展 PM 自动提醒,另一方面可以实现 PM 实时申请,根据保修情况有选择地推送给 OEM 或者"医工联体"工程师。同时,区域"医工联体"负责人也会定期收到 PM 提醒,开展区域 PM 试点工作,全方位地促进基层医疗机构医疗器械管理的同质化。

六、其他辅助功能

1. 线上调查问卷

开展线上调研不仅方便扩大调研范围,同时可以实现调研结果的自动统计,并保障数据的完整性与相对准确性,有助于定期调研与结果分析。将调查问卷分割成多个部分,实现手机端的推送、填写、临时保存与提交是线上调研的主要开发需求。

2. 通知公告

通过 PC 端和手机端,发布学术会议、线下培训、质控开展、调研、最新的医疗器械法律法规和标准规范等信息,帮助工程师们实时了解行业动态,并有计划地参与各类学习培训等。

第二节　模块构建与功能实现

一、用户注册与登录搭建技术

在本平台注册的用户,每一个用户有一个唯一的标识符 openid。每一个业务系统,可以在本平台生成一个唯一的 appid(client_id) 和对应的 appsecret (client_secret)以及配置 redirect_uri 回调路径。appid 唯一标志一个业务系统,本平台使用 appsecret 来校验 appid 的合法性。所以 appid 和 appsecret 必须妥善保管。配置的 redirect_uri 必须和后文中描述的实际使用的回调路径一致。

二、医疗设备数据采集接口技术

各设备厂商将相关设备接入本平台时,须符合本文档定义的接口标准。

1. 医疗设备数据采集接口设计

为保证开放 API 的安全性,本接口平台采用 HTTPS 协议进行通讯。同时,各设备厂商的客户端(以下简称客户端)在调用本平台提供的各个接口时,必须遵循如下的安全规范。安全规范包括两部分，第一部分是身份认证 token，第二部分是安全控制参数。

（1）身份认证 token

身份认证 token 是设备厂商在本平台门户网站注册设备（也就是新增设备）时，系统会自动为每个设备生成一个唯一的身份认证 token，该 token 为一个 32 位字符串的 UUID 编码，如 997b-6dad-7745-46c4-b188-c45c-ee80-678a。每个设备对应一个唯一的身份认证 token，原则上该 token 终生有效，除非发生身份认证 token 泄漏。如果发生了 token 泄漏，则该 token 将被注销，设备厂商需要通过本平台重新获得该设备的新的身份认证 token。客户端在调用本平台的接口 API 时，都必须在 HTTP Header 的 Authorization 部分采用 BASIC 方式提供该 token 参数，如：

```
Authorization：Basic 997b-6dad-7745-46c4-b188-c45c-ee80-678a
```

（2）安全控制参数

安全控制参数包括时间戳 timestamp、随机串 nonce 和校验值 sign 3 项。在调用本平台的 API 接口时，上述参数通过在 HTTP Header 中以键值对的方式提供，如：

```
headers. add(new Header("timestamp","1516346662935"));
```

● 时间戳 timestamp

在调用本平台的 API 时，客户端应提供自身系统对应的 UNIX 时间戳，如 timestamp = 1516346662935。原则上，各客户端系统应该保证时间与标准时间的准确同步，如果提供的 timestamp 与标准时间偏差超过 60s，本平台会判断该调用无效（参考：http://tool. chinaz. com/Tools/unixtime. aspx）。

● 随机串 nonce

在调用本平台的 API 时，客户端需要提供的一个随机串 nonce。该 nonce 须保证至少 60s 内是唯一的，否则本平台会判定该 nonce 重复使用，该接口调用无效。建议使用包含连字符‘-’的 UUID 作为 nonce，如 nonce = 0e703cb8-6081-4e82-89ba-3604245011d1（参考：https://www. uuidgenerator. net/）。

● 校验值 sign

校验值 sign 是采用 SHA-1 算法对由安全控制参数按照固定格式组合而成的字符串生成的签名数据，如：

```
timestamp = 1516346662935&nonce = 0e703cb8-6081-4e82-89ba-3604245011d1
```

对应的校验值 sign 为 b9aac8a91ce8c1cc8819bdf14aff963d53c7063e。本平台会对每一个调用的 timestamp、nonce 重新计算出签名，然后和参数中的 sign 进行比较，如果不一致，该调用会被判断为无效（参考：http://www.sha1-online.com/）。

2. API 接口说明

（1）通信协议

API 与用户的通信协议，总是使用 HTTPS 协议，参数编码格式为 UTF-8 编码。

（2）API 域名

API 部署在如下域名：

```
https://www.medevice.pro/
```

（3）API 版本

API 的 URL 种包含 API 的版本号，目前版本号为 v1，如下所示：

```
https://www.medevice.pro/v1/
```

（4）路径

路径又称“终点”（endpoint），表示本平台 API 的具体网址。每个路径代表一种资源（resource），对每种资源的操作通过 HTTP 动词来标识。常用的 HTTP 动词有五个（括号里是对应的 SQL 命令）。

```
GET(SELECT)：从服务器取出资源（一项或多项）。
POST(CREATE)：在服务器新建一个资源。
PUT(UPDATE)：在服务器更新资源（客户端提供改变后的完整资源）。
PATCH(UPDATE)：在服务器更新资源（客户端提供改变的属性）。
DELETE(DELETE)：从服务器删除资源。
```

3. 设备资源

（1）API 路径

```
https://www.medevice.pro/v1/device/
```

（2）API 参数

设备资源对应的参数如下所示：

参数以 JSON 格式表示如下（MRI）：

```
{
  "serialID":"XGY-0029",                    //必填,不可更改
  "hospitalName":"余姚市中医院",             //必填
  "deviceName":"超导磁共振成像系统",         //必填
  "typeName":"MRI",                         //必填
  "modelName":"Superscan-1.5T"              //必填
}
```

参数以 JSON 格式表示如下(CT):

```
{
  "serialID":"MIN01A0101000141",            //必填,不可更改
  "hospitalName":"绍兴人民医院",             //必填
  "deviceName":"CT 成像系统",                //必填
  "typeName":"CT",                          //必填
  "modelName":"ScintCare CT16"              //必填
}
```

参数以 JSON 格式表示如下(VBP):

```
{
  "serialID":"C1804000005",                 //必填,不可更改
  "hospitalName":"XX 医院",                  //必填
  "deviceName":"外周血管分析系统",           //必填
  "typeName":"VBP",                         //必填
  "modelName":"VBP-9A"                      //必填
}
```

参数以 JSON 格式表示如下(ABP):

```
{
  "serialID":"C1803000168",                 //必填,不可更改
  "hospitalName":"XX 医院",                  //必填
  "deviceName":"医用动态血压监测仪",         //必填
  "typeName":"ABP",                         //必填
  "modelName":"ABP-1000s"                   //必填
}
```

参数以 JSON 格式表示如下(ECG):

```
{
  "serialID":"G5104-00028",                    //必填,不可更改
  "hospitalName":"浙江大学医学院附属第一医院",  //必填
  "deviceName":"静态心电",                     //必填
  "typeName":"ECG",                            //必填
  "modelName":"BI12E"                          //必填
}
```

参数以 JSON 格式表示如下(Holter):

```
{
  "serialID":"G2107-000021",                   //必填,不可更改
  "hospitalName":"绍兴人民医院",               //必填
  "deviceName":"动态心电",                     //必填
  "typeName":"Holter",                         //必填
  "modelName":"BI9910"                         //必填
}
```

以此类推。

(3)资源说明

该资源只允许 POST 动词新建设备资源,其余 HTTP 动词仅对已经存在 serialID 的设备资源生效。

该资源不允许客户端使用,各设备厂商需要在本平台的门户网站上通过网页管理设备。

4. CT 数据监测资源

(1)API 路径

```
https://www.medevice.pro/v1/monitor/ct/
```

(2)API 参数

设备资源对应的参数如下表所示:

参数以 JSON 格式表示如下:

```
{
  "serialID":"MIN01A0101000141",          //必填
  "tubeType":"CRT2150",                   //可选,须与 tubeID 成对
                                            出现,否则无效
  "tubeID":"12345",                       //可选,须与 tubeType 成
                                            对出现,否则无效
  "exposureTime":"100000",                //可选
  "lastSeen":"2017/12/6 8:40",            //可选
  "workStatus":"开机",                    //可选
  "spinCount":"10000",                    //可选
  "workDays":"500",                       //可选
  "runTime":"200 天 15 小时 30 分钟",     //可选
  "scanCount":"10000",                    //可选
  "dailyRunTime":"9 小时 38 分钟",        //可选
  "dailyExamCount":"20",                  //可选
  "roomTemperature":"23",                 //可选
  "roomHumidity":"60",                    //可选
  "fault":"[{"type":"硬件故障","msg":"球管打火"},
          {"type":"软件故障","msg":"xxx"}]"       //可选,内部双
号根据实际情况进行转义处理
}
```


注:fault(故障),考虑到故障可能有多种,而且故障非单一属性可描述,故采用 JSON 数组的形式表示;如果没有发生故障,fault 字段可以不传递,或者把 fault 值设置为空字符串。

(3)资源说明

该资源只允许客户端使用 POST 动词新建设备资源。当存在有效数据时,每次调用产生一条新的数据,由 timestamp 标记。其余设备类型以此类推。

5. API 状态码

服务器按照标准方式向用户返回的状态码和提示信息,常见的有以下一些(方括号中是该状态码对应的 HTTP 动词)。

200 OK - [GET]:服务器成功返回用户请求的数据,该操作是幂等的(Idempotent)。

201 CREATED - [POST/PUT/PATCH]:用户新建或修改数据成功。

202 Accepted - [*]:表示一个请求已经进入后台排队(异步任务)。

204 NO CONTENT - [DELETE]:用户删除数据成功。

400 INVALID REQUEST - [POST/PUT/PATCH]:用户发出的请求有错误,服务器没有进行新建或修改数据的操作,该操作是幂等的。

401 Unauthorized - [*]:表示用户没有权限(令牌、用户名、密码错误)。

403 Forbidden - [*] 表示用户得到授权(与401 错误相对),但是访问是被禁止的。

404 NOT FOUND - [*]:用户发出的请求针对的是不存在的记录,服务器没有进行操作,该操作是幂等的。

406 Not Acceptable - [GET]:用户请求的格式不可得(比如用户请求JSON 格式,但是只有 XML 格式)。

410 Gone -[GET]:用户请求的资源被永久删除,且不会再得到的。

422 Unprocesable entity - [POST/PUT/PATCH] 当创建一个对象时,发生一个验证错误。

500 INTERNAL SERVER ERROR - [*]:服务器发生错误,用户将无法判断发出的请求是否成功。

状态码的完全列表参见(https://www.w3.org/Protocols/rfc2616/rfc2616-sec10.html)。

6. API 错误处理

如果状态码是 4XX,则本平台将向用户返回出错信息。一般来说,返回的信息中将 error 作为键名,出错信息作为键值即可。

```
{
  error:"Invalid API key"
}
```

7. API 返回结果

针对不同操作,服务器向用户返回的结果应该符合以下规范。

- GET /collection：返回资源对象的列表（数组）
- GET /collection/resource：返回单个资源对象
- POST /collection：返回新生成的资源对象
- PUT /collection/resource：返回完整的资源对象
- PATCH /collection/resource：返回完整的资源对象

三、医疗设备监测接入方法

为了更加清晰地阐述接入方法，以下结合一个接入平台的 demo 进行说明。

1. 设备接入监控流程图

设备接入监控的步骤和流程如图 3.2 所示。

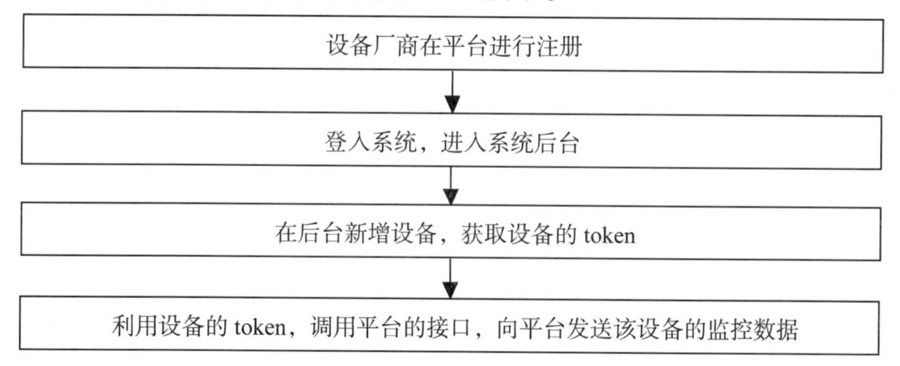

图 3.2　设备接入监控的步骤和流程

（1）设备厂商需要在平台中进行注册或设备厂商向管理员提供设备信息，由管理员进行设备的注册。

（2）注册后，登录平台，进入平台的后台系统，根据用户角色获得不同的后台操作权限。

（3）在平台系统的后台新增自己的设备，系统会自动为每个设备生成一个唯一的身份认证 token。

（4）设备厂商利用该设备的 token，调用平台的监控接口，将该设备的监控数据发送给平台。

2. 设备监控 API

信息平台针对应用示范的产品包括 CT、MRI、动脉硬化检测仪、医用电子血压计、心电图机、动态心电图仪、全自动免疫荧光分析仪、便携式心电采集仪和无线传输电子血压计，建立了监控 API（见表 3.2）。

表 3.2　各类设备的监控 API 列表

设备类型	监控 API
CT	https://www. medevice. pro/v1/monitor/ct/
MRI	https://www. medevice. pro/v1/monitor/mri/
动脉硬化检测仪	https://www. medevice. pro/v1/monitor/vbp/
医用电子血压计	https://www. medevice. pro/v1/monitor/abp/
心电图机	https://www. medevice. pro/v1/monitor/ecg/
动态心电图仪	https://www. medevice. pro/v1/monitor/holter/
全自动免疫荧光分析仪	https://www. medevice. pro/v1/monitor/js3000/
便携式心电采集仪	https://www. medevice. pro/v1/monitor/TE9000Y/
无线传输电子血压计	https://www. medevice. pro/v1/monitor/TE7000Y/

3. 接入步骤和说明

(1)登录平台,进入系统后台

在 www. medevice. pro 平台通过输入账号密码或扫描二维码的方式登录。点击“当前用户”进入个人中心,然后点击“后台”进入系统后台(见图 3.3)。

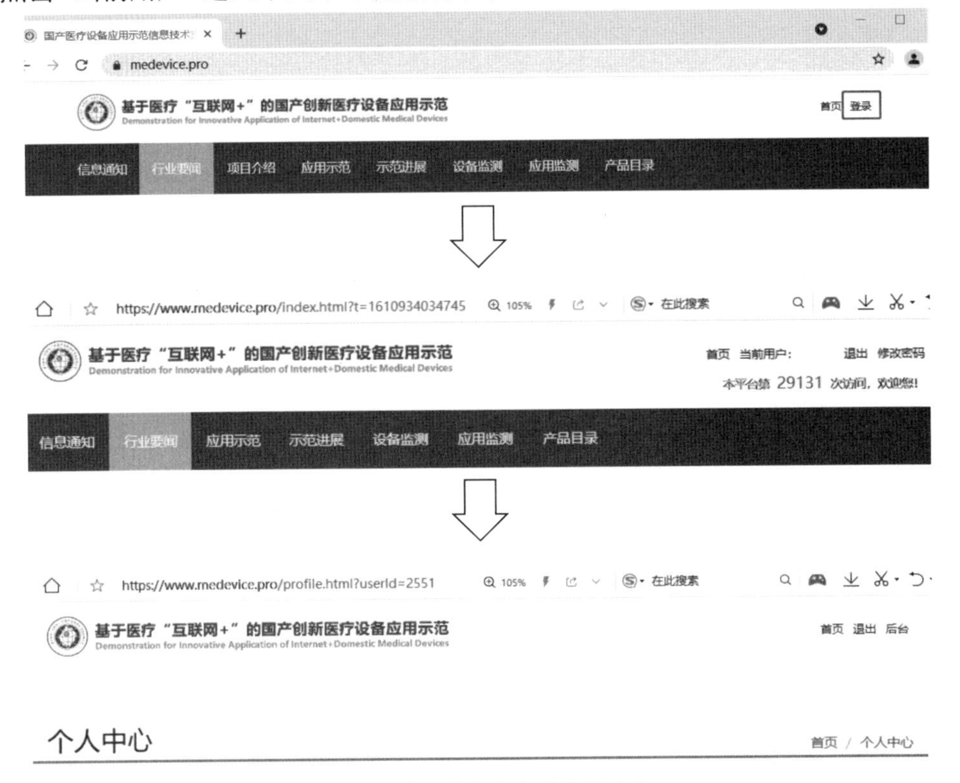

图 3.3　进入系统后台的流程示意

(2)系统后台新增设备

注册的用户,系统管理员会分配对应的权限,如“设备管理”权限。拥有设备管理权限的用户可以新增设备(见图3.4),特别注意接口类型应选择对应的条目,新增成功之后,会自动生成该设备的token。

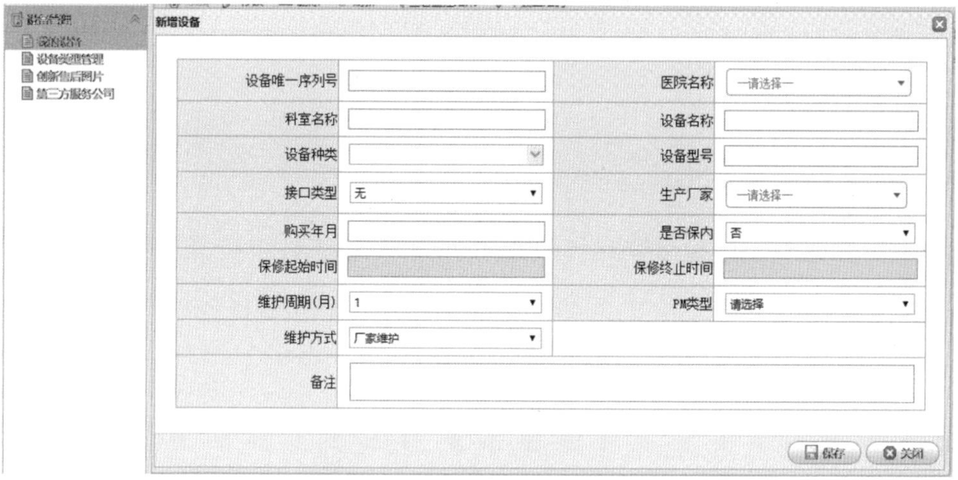

图3.4　系统后台新增设备

(3)利用该设备的token,调用平台接口

如我们新增CT设备之后,系统会自动生成了该设备对应的token(xxxxxxxx-xxxx-xxxx-xxxx-xxxxxxxxxxxx),利用该token,我们可以调用CT设备的如下监控接口将该设备的监控结果发送给平台(https://www.medevice.pro/v1/monitor/ct/)。

下面我们以CT设备为例,介绍如何编码来调用接口,发送监控结果给平台,其入口函数main如下属代码所示:

```
1. public class MonitorDataSender {
2.    public static void main(String[] args) {
3.        try {
4.            CTMonitor.sendData();
5.        } catch (Exception e) {
6.            e.printStackTrace();
7.        }
8.    }
9. }
```

其中,CTMonitor. sendData( )方法如下:

```
1. public class CTMonitor {
2.   /**
3.    * 调用平台接口:https://www.medevice.pro/v1/monitor/ct/
4.    */
5.   public static boolean sendData() throws ClientProtocolException,
                                       IOException {
6.       String url = "https://www.medevice.pro/v1/monitor/ct/";
7.             //token 必须是设备对应的 token
8.       String token = "xxxxxxxx-xxxx-xxxx-xxxx-xxxxxxxxxxxx";
9.       JSONObject ct = new JSONObject();
10.       ct.put("serialID", "MIN01A0101000142");  //必填
11.       ct.put("tubeType", "CRT2150");  //可选,须与 tubeID 成对
出现,否则无效
12.       ct.put("tubeID", "12345"); //  可选,须与 tubeType 成对出
现,否则无效
13.       ct.put("exposureTime", "100000");  //可选
14.       ct.put("lastSeen", "2017/12/6 8:40");  //可选
15.       ct.put("workStatus", "开机");  //可选
16.
17.       ct.put("spinCount", "10000");  //可选
18.       ct.put("workDays", "500");  //可选
19.       ct.put("runTime", "200 天 15 小时 30 分钟");  //可选
20.       ct.put("scanCount", "10000");  //可选
21.       ct.put("dailyRunTime", "9 小时 38 分钟");  //可选
22.       ct.put("dailyExamCount", "20");  //可选
23.       ct.put("roomTemperature", "23");  //可选
24.       ct.put("roomHumidity", "60");  //可选
25.       JSONArray faultArray = new JSONArray();
26.       JSONObject fault = new JSONObject();
27.       fault.put("type", "硬件故障");
28.       fault.put("msg", "球管打火");
```

```
29.        faultArray.add(fault);
30.        fault = new JSONObject();
31.        fault.put("type","软件故障");
32.        fault.put("msg","无法登陆");
33.        faultArray.add(fault);
34.        ct.put("fault",faultArray.toString()); //可选
35.        String entity = JSON.toJSONString(ct);
36.        return HttpClientUtil.doPost(url, token, entity, "utf-8");
37.    }
38. }
```

上述代码中,字符串 url 是平台提供的对 CT 类型设备的监控结果的 API 调用地址,字符串 token 是刚才注册设备时,系统自动生成的 token。首先将需要发送给平台的监控数据,用 JSON 格式进行封装,然后将 JSON 格式数据转成字符串,再基于 HTTPS 协议通过 POST 提交给该平台的接口。其中,HttpClientUtil.doPost 方法的代码如下所示:

```
1./**
2. * 利用 HttpClient 进行 post 请求的工具类
3. */
4. public class HttpClientUtil {
5.
6.   public static boolean doPost(String url, String token, String jsonStr,
String charset) {
7.       HttpClient httpClient = null;
8.       HttpPost httpPost = null;
9.       boolean result = false;
10.       Try {
11.           httpClient = new SSLClient();
12.           httpPost = new HttpPost(url);
13.           httpPost.addHeader("Content-Type","application/json");
14.           addParameter(httpPost, token);
15.                   //这里设置发送内容的编码格式
```

```
16.        StringEntity se = new StringEntity(jsonStr, "utf-8");
17.        se.setContentType("text/json");
18.         se.setContentEncoding(new BasicHeader(HTTP.CONTENT_
TYPE,"application/json"));
19.        httpPost.setEntity(se);
20.        HttpResponse response = httpClient.execute(httpPost);
21.        System.out.println("response:" + response);
22.        if (response != null &&
             response.getStatusLine().getStatusCode() == 200) {
23.          result = true;
24.          HttpEntity resEntity = response.getEntity();
25.          if(resEntity != null) {
26.            String str = EntityUtils.toString(resEntity,"utf-8");
27.            JSONObject obj = JSONObject.parseObject(str);
28.            if(obj != null && obj.containsKey("status") &&
29.                      "ERROR".equals(obj.get("status"))){
30.            result = false; //参数非法
31.            if(obj.containsKey("msg")) {
32.              System.out.println(obj.get("msg"));
33.            }
34.          }
35.          System.out.println(obj.toJSONString());
36.          }
37.        }
38.      }catch(Exception ex) {
39.        ex.printStackTrace();
40.    }
41.    return result;
42. }
```

该方法使用 HTTPS 协议,向平台的接口发送 POST 请求,其中的监控数据作为 HttpEntity 提交。根据文档的要求,addParameter(httPost, token)方法在

HTTP 协议的 Header 中提供各种校验参数，这些参数包括设备的唯一 token、调用时的系统时间戳、随机串 nonce、以及由时间戳和随机串构成的字符串的 SHA-1 签名码等，平台会通过这些参数来进行身份认证和安全校验。该方法的代码如下：

```
1.  /**
2.   * 在 HTTP 头部添加需要的身份校验参数
3.   */
4. public static void addParameter(HttpPost httpPost, String token) {
5.   httpPost.addHeader("Authorization", "Basic" + token);
6.   String timestamp = String.valueOf(new Date().getTime());
7.   httpPost.addHeader("timestamp", timestamp);
8.   String nonce = UUID.randomUUID().toString();
9.   httpPost.addHeader("nonce", nonce);
10.   StringBuffer sb = new StringBuffer("timestamp=");
11.     sb.append(timestamp).append("&nonce=").append(nonce);
12.   String sign = SignUtil.sign(sb.toString());
13.   httpPost.addHeader("sign", sign);
14. }
```

如果接口的身份认证和安全校验失败，则会以 JSON 格式返回对应的如下述所列错误信息。

```
1. {"msg":"token is illegal","status":"ERROR"}
2. {"msg":"HTTP Header paramter´timestamp´cannot be null or empty",
"status":"ERROR"}
```

四、教学服务监测资源

1. API 路径

```
https://www.medevice.pro/v1/application/school/
```

2. API 参数

设备资源对应的参数如下表所示：

参数以 JSON 格式表示如下：


```
{
  "action":"发布课程",              //必填
  "realName":"张三",               //必填
  "phone":"151xxxxxxxx",              //必填
  "actionName":"编译原理",              //必填
  "actionTime ":"2018-12-12 12:12:12"        //必填
}
```


第三节 平台展示

面向创新售后服务体系，本团队构建了 PC 端的信息化平台（见图 3.5，平台网址：www. medevice. pro）及与之关联的微信公众号（见图 3.6，微信号：Medevice_application），以支持创新售后服务体系三大子体系相关任务的线上开展。通过不断完善优化，该平台已实现并完善了人员库、资产库的建设，设备在线监测、微信报修、线上调研和通知公告、教学培训（包括医疗器械通识类、维护管理及质控类培训等内容）等功能。

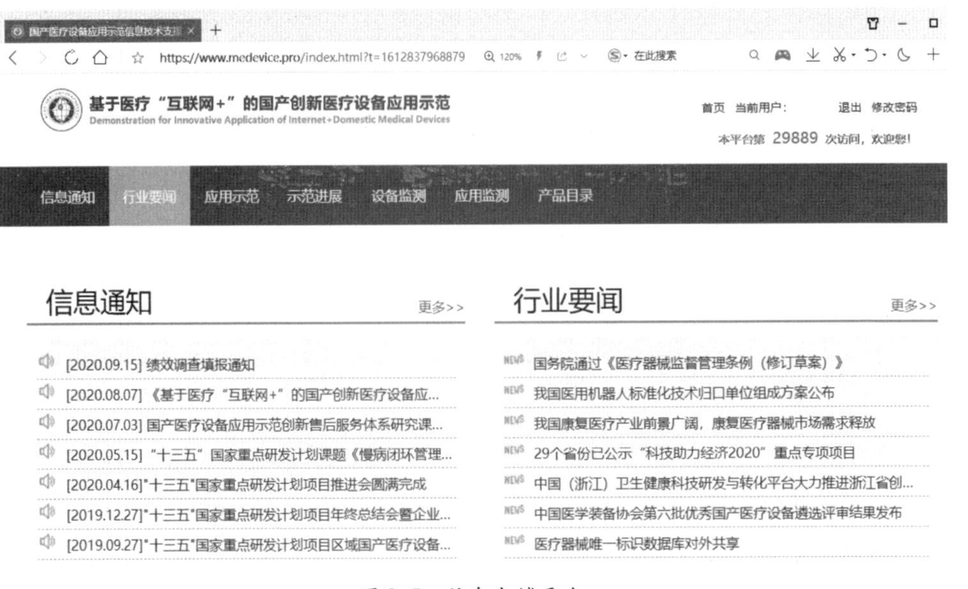

图 3.5 信息支撑平台

图3.6 微信服务号

第四节 小 结

随着现代信息技术的飞速发展，医疗器械的售后服务网络化、智能化已成为必然趋势。医疗器械售后服务的信息化对医疗机构尤其基层医疗机构的工程师的医疗器械智能化管理、参与远程培训等具有重要意义。本章通过搭建创新售后服务体系的信息化平台，实现了医疗器械基础知识、日常维护和维修、质量控制检测等内容的线上学习与培训，以及医疗器械资产管理、在线监测、线上报修等部分全过程质量控制线上工作，并为医疗机构、OEM和ISO提供了一个良好的学习、沟通、交流、合作的平台。该信息平台为创新售后服务体系提供了坚实且便利的支撑，是创新售后服务体系可复制、可推广的重要举措之一。

第二篇

分　论

第四章

基于“医工联体”的医疗器械培训体系

第一节　基本情况

一、培训体系建设的背景

随着我国医疗器械产业的高速发展、国产医疗器械企业的崛起，大量创新医疗器械产品进入医疗机构。与此同时，与国产医疗器械迅速发展、产品制造、应用相比，国产医疗设备在使用和维护过程中，暴露出许多问题和不足，如部分设备故障率较高、临床工程培训不足、售后服务模式整体比较落后等，这影响了国产医疗器械的安全性、有效性和经济性，制约了产业的进一步发展。为保障医疗器械在临床使用的应用质量与安全，医疗机构不仅要能“用得好”，还需“管得好”医疗器械。因此，加强对临床使用人员的使用培训，加强对设备管理人员的维护、维修及质控等培训至关重要。

目前，尚未建立专门针对医疗器械全生命周期管理的培训体系。一些拥有足够的资金和先进的管理理念国外医疗器械企业，已构建了成熟的临床应用培训和售后培训队伍，可提供临床应用指导、原厂工程技术培训等。但这种培训往往只停留在某种产品或某类技术领域。国内医疗器械企业，尤其是一些处于发展早期的创新型企业，在市场还未打开、资金紧张的情况下，构建一支专业的、成熟的临床应用培训及工程技术培训队伍存在困难，这也间接地阻碍了市场推广。国内有很多学术组织如中华医学会医学工程学分会、中国医师协会临床工程师分会、中国医学装备协会临床工程学分会以及省级医学工程学术组织，常常会举办学术交流活动，探讨临床工程学科发展、临床医学工程师职业发展，分享医疗器械全生命周期管理的知识与实践经验等，但受限于线下培训时间与临床工作时间较难协调、医院对培训名额管理等，这些培训课程所能惠及的临床医学工程师人数相对有限。通过文献报道、会议交流、走访调研及问卷调查发现，基层医疗机构不仅缺乏专业的临床工程技术人员，还因资金缺乏、医院管控等导致每年的培训名额非常少，可获得的线下培训资源远少于三甲医院，大大限制基层专业临床工程技术人员的培养，阻碍基层医疗机构对医疗器械全生命周期同质化管理的发展。

随着国家对"互联网＋医疗健康"的高度重视，全国各省份促进"互联网＋医疗健康"发展文件及信息化便民惠民系列措施已遍地开花，远程医疗协作网已实现全国性覆盖。以中日友好医院、北京协和医院等三甲医院远程医疗网络为代表的远程医疗协作网，为基层、偏远和欠发达地区医疗机构提供远程医疗、远程教学、远程培训等服务，利用信息化手段促进资源纵向流动，提高优质医疗资源可及性和医疗服务整体效率。近些年，特别是新冠肺炎疫情发生以来，线上培训兴起，各类线上会议、线上培训课程逐渐走入大众视野，移动培训网站和移动端应用程序初现，但行业活跃度较低，主要原因可能是缺乏对现有培训资源的梳理和持续推广，且课程方面大多缺乏专门针对医疗器械全生命周期管理中的理论与实践课程，缺少该领域知名专家入驻，培训内容的体系性和规范性不足等。

针对以上问题，需要在基于"医工联体"的创新售后服务体系大框架下，建成一套基于"医工联体"的培训体系，架起国产创新医疗器械产品、基层医疗机构设备管理人员之间的桥梁，实现培训流程系统化、培训方式多样化和培训内容规范化。

二、培训体系建设的重要意义

基于"医工联体"的培训体系建设主要具有以下几方面的重要意义，即实现优质资源共享，帮助基层医疗机构走出医疗设备管理的困境，助力国产医疗器械的品牌推广。

针对临床医学工程师日常工作的重点与难点，该培训体系通过优质资源的聚集，系统地设计与规范化地实施，重点解决了培训师资匮乏、培训机会少、培训内容欠合理、培训质量良莠不齐和培训经费不足等问题，实现了极低成本状态下大规模的优质资源共享，促进了培训的同质化与规模化。同时，依托各种省级医工学会和国内学术组织平台，通过下基层宣传推广等方式，扩大培训平台的普及范围，通过持续丰富培训内容，惠及更多的基层医疗机构。在培训体系大框架下，面向国产医疗器械企业，遴选一批优秀国产医疗器械，围绕基础知识、设备质控与常见故障的维修等方面制作规范地课程，以线上线下结合的方式开展培训。该体系有效助力国产医疗器械企业的市场推广，尤其是一些处于发展早期的，缺乏专业的、成熟的临床应用培训及工程技术培训队伍的创新型企业。

第二节　培训体系建设

一、建设方案

以医疗机构尤其基层医疗机构“用得好，管得好”国产医疗设备为目标，借鉴国内外临床医生的培训考核方法，围绕培训师队伍、培训对象、培训方式、培训内容、培训基地、考核标准等内容，建立一套规范的培训体系（见图4.1）。为优秀的国产医疗器械产品制作规范化的培训课程，依托该培训体系保证国产医疗设备使用和维护管理的同质化水平。该体系具体建设流程包括培训师招募、对培训师培训、培训课程设计、对外培训、培训效果考核、结业学员颁发培训证书等，下面分别着重就培训师队伍建设、培训内容、培训方式与考核及互联网平台建设展开介绍。

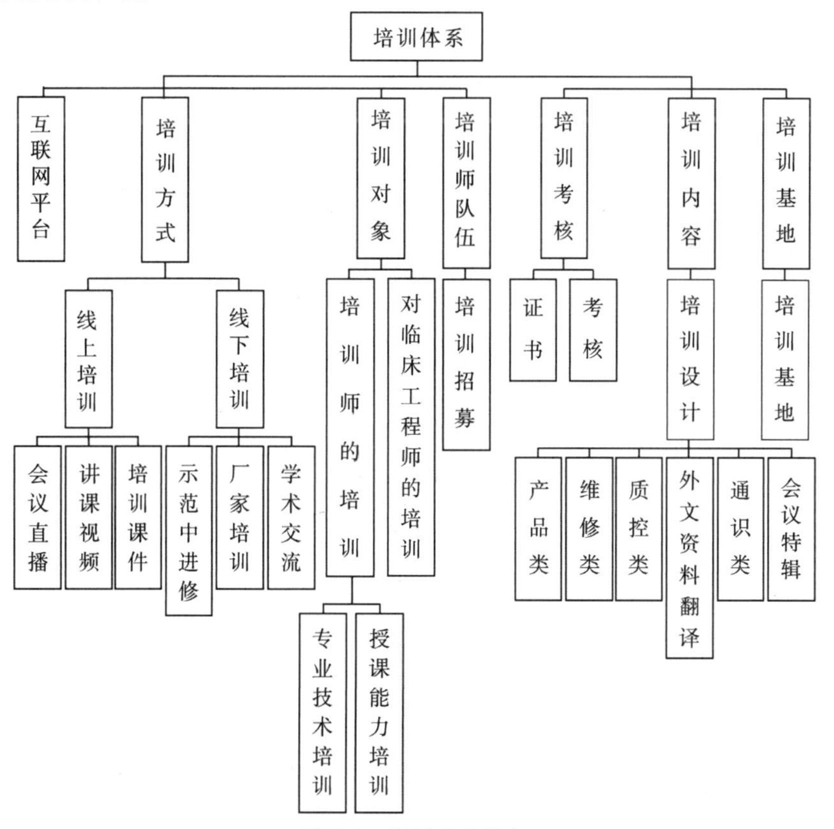

图4.1　培训体系构架

培训体系的建设流程图如图 4.2 所示。

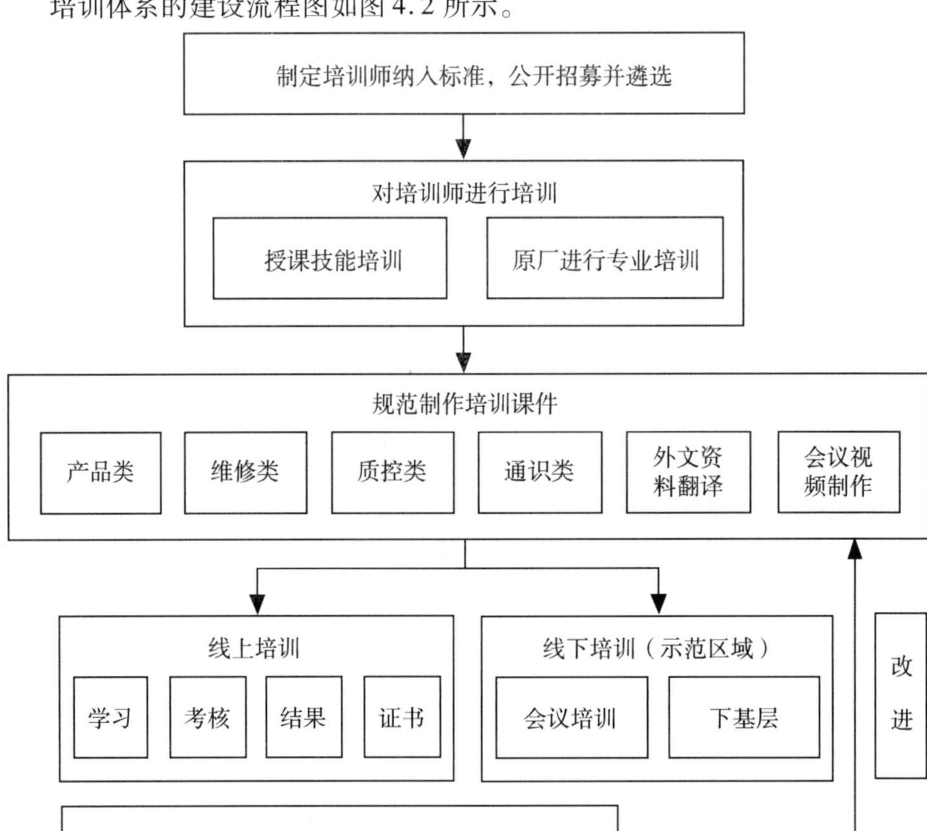

图 4.2 培训体系建设流程图

二、建设培训师队伍

一支优秀的培训师队伍是保证培训质量的前提。在“医工联体”内，招募一定数量的培训师，通过对培训师进行培训，培养一批高质量的培训师，完成培训师队伍建设。

1. 培训师招募

从浙江省“医工联体”内发起公开招募，按照一定条件遴选后组建形成培训师队伍。

(1)招募形式：公开报名。

(2)筛选条件：

a. 取得中级及以上职称。

b. 工作态度认真负责，熟悉医疗设备技术管理，且工作年限在 5 年以上。

c. 自愿并积极参与国产医疗器械售后服务体系建设。

d. 学会成员、参与研究课题人员等优先。

2. 对培训师的培训

对培训师的培训包括两个方面。

（1）演讲与授课技巧培训：邀请专职培训师进行演讲技巧的培训，从专业的角度讲授如何创造良好的第一印象、沟通影响力的秘诀、演讲的重要原则等内容，提高培训师的授课技能。

（2）医疗器械专业知识培训：将培训师按照应用示范的医疗器械类型分成不同方向，组织培训师参加相关医疗器械的厂家培训，经考核合格后由厂家授予培训合格证书。

三、培训内容

1. 培训课程设计

针对临床医学工程师，尤其基层医疗机构的临床医学工程师日常工作的重点与难点，结合应用示范产品需求，将培训课程分为产品类、维修类、质控类、通识类课程，以及会议特辑、外文资料。

（1）产品类课程：主要介绍医疗设备的总体情况、功能描述、操作流程、使用注意事项、日常维护保养、清洁消毒、常见故障及处理方法等内容。

（2）维修类课程：主要介绍医疗设备的基本结构、各部件的拆卸清洗与消毒、使用维护及报警处理、常见故障及处理方法、维修难点及心得体会等内容。

（3）质控类课程：主要介绍医疗设备质控标准或参考依据、质控所需装备、检测参数及评价标准、维护项目及周期、质控结果及意义，以及应用示范医疗器械的质控检测等内容。

（4）通识类课程：由资深讲师自由选题，旨在分享医疗器械技术、全生命周期管理理论、质量与安全等相关内容。

（5）会议特辑：学术交流会议上的演讲视频等。

（6）外文资料：遴选国外临床工程相关的最新资料，邀请专业的翻译机构翻译后分享至平台。目前，外文资料包括第四届中国国际临床工程创新发展高峰论坛的外宾课件、国际医学与生物工程联合会（International Federation for Medical and Biological Engineering，IFMBE）临床工程部（Clinical Engineering Division，CED）发布的临床工程成功故事。

2. 课程质量控制

为保证课程同质性，需要统一同类课程的课件目录，为培训师提供课件模板（见图4.1）。培训师按照模板制作完成课件后，课件还需经过业内专家审核、修改、二次审核等，最终形成规范的同质化的课件。

表4.1 四类课件的目录模板

（一）产品类		
Ⅰ	讲师简介	1 页 PPT
Ⅱ	前言	
Ⅲ	目录	设备整机介绍
		功能描述
		操作流程
		使用注意事项
		日常维护保养
		院感控制
		常见故障及处理方法
		……
		小结
Ⅳ	结束语	1 页 PPT
（二）质控类		
Ⅰ	讲师简介	1 页 PPT
Ⅱ	前言	参考依据（包括主要依据及其他依据的关系）、联合起草单位
Ⅲ	＊＊设备相关的基本知识点	设备简介（原理及功能、限 1～2 页 PPT，带 1 张设备全景照片）
	质控所需装备	
	检测参数及评价标准	检测参数和评价标准介绍及检测周期说明
	维护项目及周期	
	质控结果及意义	依据检测数据对照评价标准得出质控结果，并根据质控结果给出改进建议
	……	
	小结	可操作性及实用性说明

Ⅳ	结束语	1 页 PPT
(三)维修类		
Ⅰ	讲师简介	1 页 PPT
Ⅱ	前言	
Ⅲ	目录	＊＊设备的种类及基本结构
		各部件的清洗与消毒
		使用维护及报警处理
		常见故障及其处理方法
		维修难点及心得
		……
		小结
Ⅳ	结束语	1 页 PPT
(四)通识类		
Ⅰ	讲师简介	1 页 PPT
Ⅱ	前言	
Ⅲ	目录	主要内容 1
		主要内容 2
		……
		小结
Ⅳ	结束语	1 页 PPT

3. 课程评价与反馈

了解学员对课程的评价与反馈意见是提升课程质量的有效方法。因此,完善“课程设计与制作→学员学习与反馈→课程改进完善”的闭环管理具有重要意义。组织专家与临床医学工程师讨论形成了“线上课程考核评价表”(见表4.2)。在每一门课程培训结束后,学员针对培训师及课程内容提出反馈意见,完成线上课程考核评价表。培训师将根据学员反馈的内容及配套习题的测验成绩调整课程内容。

表 4.2 线上课程考核评价表

项目（必填）	评价内容（必填）	评价说明（对评价内容进行描述）	得分
课程目标	这个课程与我工作的相关性	非常相关 5 分，相关 4 分，一般相关 3 分，不相关 2 分，非常不相关 1 分	
课程设计与安排	课程内容组织符合逻辑，易于学习	非常满意 5 分，满意 4 分，一般满意 3 分，不满意 2 分，非常不满意 1 分	
	课程顺序安排妥当	非常满意 5 分，满意 4 分，一般满意 3 分，不满意 2 分，非常不满意 1 分	
	课程难易适中	非常满意 5 分，满意 4 分，一般满意 3 分，不满意 2 分，非常不满意 1 分	
	课程内容是否系统，理论与实操结合	非常满意 5 分，满意 4 分，一般满意 3 分，不满意 2 分，非常不满意 1 分	
	课程是否符合您的期望，达到您的培训目标	非常满意 5 分，满意 4 分，一般满意 3 分，不满意 2 分，非常不满意 1 分	
学员参与度	本人很认真地参与了	非常认真 5 分，认真 4 分，一般认真 3 分，不认真 2 分，非常不认真 1 分	
	您对这次培训课程的整体评价	非常满意 5 分，满意 4 分，一般满意 3 分，不满意 2 分，非常不满意 1 分	
课程对工作的帮助	通过学习对工作的帮助	非常有帮助 5 分，较有帮助 4 分，稍有帮助 3 分，帮助不大 2 分，非常没帮助 2 分	
您觉得此次培训最有价值的内容是什么		请填写建议和意见	
您觉得此次培训最不喜欢的内容是什么		请填写建议和意见	
您建议我们以后的同类培训作哪些调整		请填写建议和意见	

四、培训方式与考核

培训方式主要包括线上和线下两种。线上培训主要基于教学培训平台，将审核通过的课件上传后免费开放给临床医学工程师，实现 PC 端和移动端的课件学习、视频录播或直播等。线下培训主要是由资历较深的工程师或厂家工程师进行现场教学，包括厂家培训、示范中心进修、学术交流等方式。两种培训模式有机结合，优势互补，具有较强的可操作性、可推广性。线上培训突破了时间和地域限制，临床医学工程师可以随时随地根据自己对新知识的接受程度进行自主学习。然而，这种线上培训无法对临床医学工程师的知识掌握情况进行考察，无法及时解决学习过程中遇到的困惑，且高度依赖学员的自觉性。线下培训可以让老师和学员面对面交流讨论，但属于传统的教学形式，缺乏个性化教学。

1. 线上培训

线上培训有注册、课程学习、课程学习测试三个步骤，其中线上培训课程如图4.4所示。

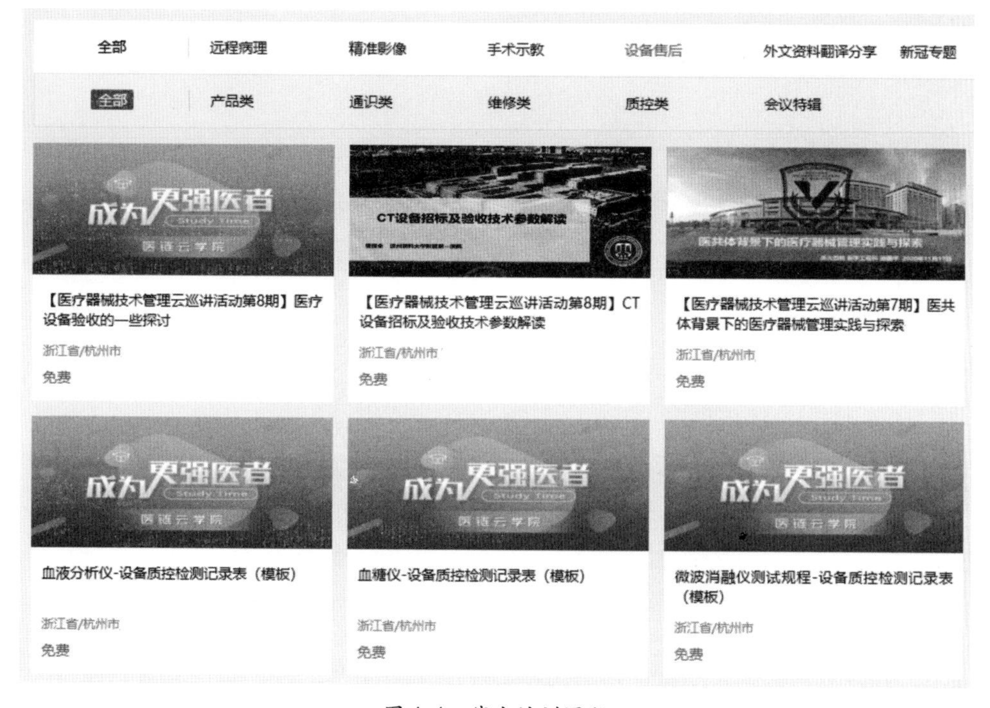

图4.4　线上培训课程

标准化制作的课程会配套随堂测试（见图4.5），测试题目由授课老师根据知识点设置，包含10道单选题，每题10分，合计100分。学员在有效时间内完成答题并获得60分及以上方可结课。

鑫高益医疗超导磁共振1.5T产品介绍-产品类
3. 单选题 其他 10.00分
9) 基于磁共振的脂肪肝评定中，脂肪质子密度分数一般 > ( )评定为一级脂肪肝
A 0.064
B 0.174
C 0.221
D 0.25
标记
上一题
下一题

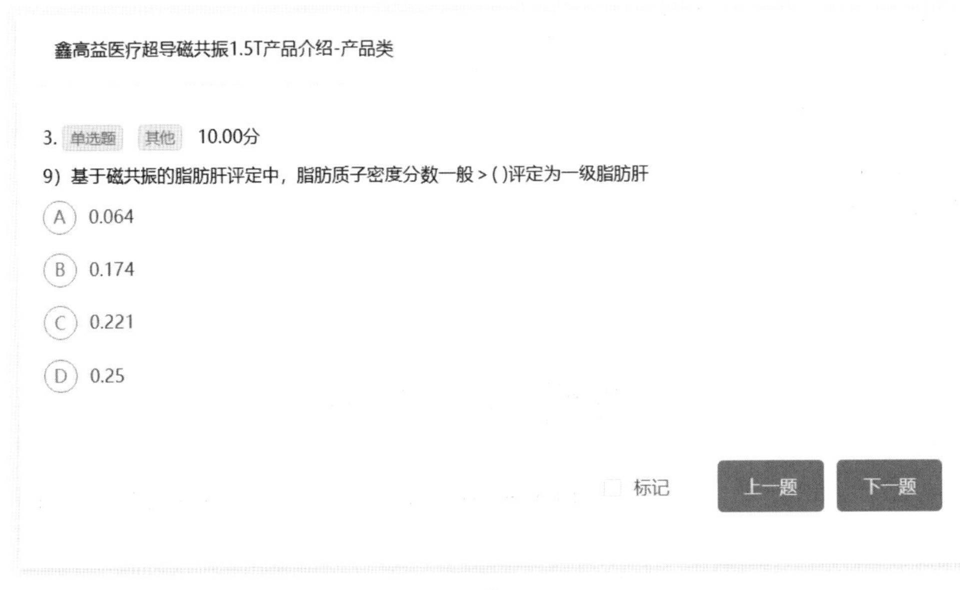

图 4.5 随堂测试示例

为了提高学员积极性,确保培训体系的完整性,结课课程数量占总课程数量的 50% 及以上的学员可申请电子版培训证书(见图 4.6)。培训证书按照课程类别有 4 种类型,即通识类、质控类、维修类和产品类。

国产医疗设备应用示范平台

-国产创新医疗设备培训证书-

TRAINING CERTIFICATE

学员姓名

完成售后服务类培训课程的学习，考核通过并取得合格成绩，特发此证。

"十三五"国家重点研发计划项目

数字诊疗装备研发重点专项 2017 年度项目

"基于医疗'互联网+'的国产创新医疗设备应用示范"项目组

项目负责人

二维码

发证日期：___年__月__日

证书编号：

图 4.6 电子版培训证书

2. 线下培训

线下培训包括厂家培训、示范中心进修、学术交流、现场培训等,主要是以组织学术活动的形式,促进基层临床医学工程师的能力提升。为了持续提升全省临床医学工程师的理论和实践水平,尤其是基层医疗机构医学工程技术人员的医疗设备质量控制、售后服务、国产医疗设备应用等方面的技能,依托学会、协会、区域医疗设备质量控制中心等非营利性机构组织会议、下基层等活动。以"十三五"国家重点研发计划课题《国产医疗设备应用示范创新售后服务体系研究》为例,依托浙江省医师协会临床工程师分会、浙江省医疗设备管理质量控制中心等组织机构,开展系列"医疗设备质控、售后服务技能培训下基层活动",邀请培训师分别在杭州、丽水、宁波、台州等地展开面对面授课与交流(见图4.7)。

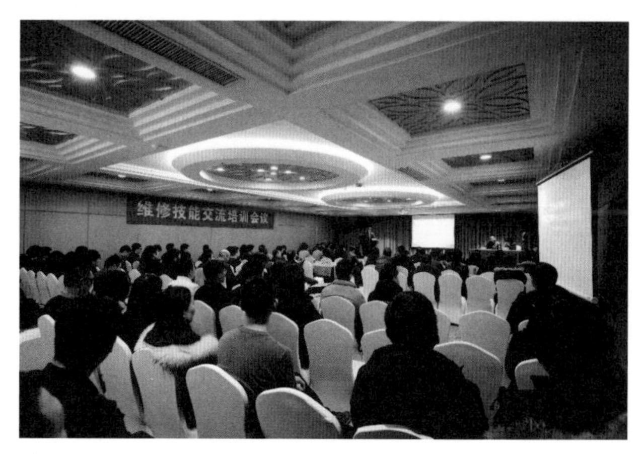

图 4.7 培训师下基层活动

3. 翻转课堂

"翻转课堂"也可译为"颠倒课堂",是指重新调整课堂内外的时间,这种教学模式吸收了线上培训和线下培训的优点,具体为由培训师制作教学视频,学员在课前通过教学视频、PPT 格式文件等自主学习,培训师在课堂上更多的是对学员在自主学习中遇到的问题给予辅导,实现个性化教学。"翻转课堂"对培训师提出了更高的要求,要求培训师能够根据学生的讨论情况及作业和项目的完成情况来分析学生的学习效果。因此,培训师在课前需要花更多的时间和精力做准备。这种教学方式对临床医学工程师也提出一些挑战,需要工程师更加积极主动地表达观点,在与培训师和学员的不断沟通交流中将知识完全掌握。今后,可以进一步吸纳和优化"翻转课堂"的教学模式,比如让部分工程师先完成课前的在线学习，然后由工程师在线下为其他工程师授课，这样能促使工程师主动地在课前完成学习并掌握知识点，提升学习效果。

五、互联网平台建设

“互联网+”是利用信息通信技术，让互联网与传统行业深度融合，创造新的发展生态。在教育“互联网+”生态繁荣的今天，只要有网络，任何人在任何时间、任何地方都能够学到知识。“互联网+”为医疗设备的临床工程培训带来新契机。构建基于医疗“互联网+”的医疗设备培训平台，目的是提高临床医学工程师，尤其基层临床医学工程师学习资源的可及性。教育培训平台的开放及流程设计在第三章有详细描述，此处重点介绍培训平台内容（https://www.medevice.pro/index.html）。培训平台分为两大模块，为线上培训和课程考核如图4.8所示。

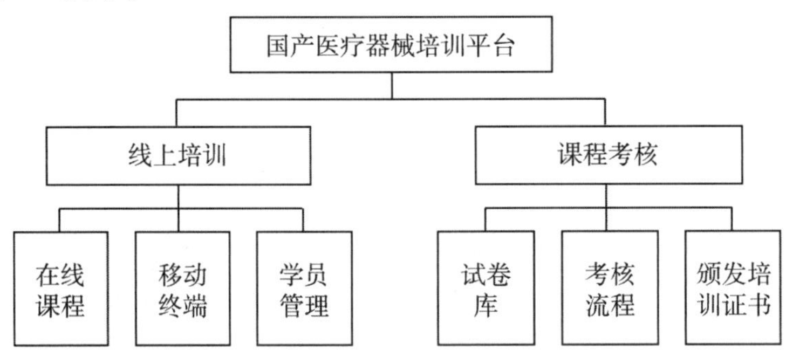

图4.8 国产医疗器械培训平台的模块与结构

第三节 培训体系应用示范

培训体系建设完成后，线上培训免费向平台注册工程师开放，线下培训主要在典型示范区域内开展。

依托各类非营利组织机构，如浙江省国产医疗设备应用推广中心、浙江省医疗设备管理质量控制中心、浙江省医师协会临床工程师分会等，举办各类培训活动，是培训体系推广应用的重要支撑。

专家与资源“双下沉”是培训体系深入基层，加强省级与基层医疗机构互动的有效举措。将创新售后服务理念、医疗设备售后服务和质量控制基本知识以及应用示范产品的使用、维护和质控技术深入基层，理论与实践并行，双管齐下,着重推进基层医疗机构中高水平医疗技术的普及,提高基层临床医学工程师、相关医疗设备管理人员、使用人员的业务水平,加强基层医疗机构医疗设备监管的意识。同时,将基层的医疗设备管理困惑与难点带回省级医疗机构,研究并寻找对策。

开展常态化、规模化、多样式、专业的培训是持续提升基层医疗机构设备全生命周期管理整体水平的有效举措。关于线上培训,一方面需要持续在各种学术交流场合、微信订阅号平台宣传推广,提升平台的知名度;另一方面,需要不断丰富培训内容,提高内容质量,用丰富的、高质量的课程吸引更多的省内外临床医学工程师注册学习,提升平台的影响力。

第四节 小 结

各类学术组织是培训体系应用示范能够落地和推广实施的保障,信息技术是培训体系应用示范的延展支撑。该套培训体系通过医疗机构、非营利性组织机构、厂家等多种资源有机整合,构建教育培训平台,采用线上线下、直播录播等多维度的培训模式,促使培训体系的触角延展到基层,将知识惠及广大基层临床医学工程师,助力基层医疗机构对医疗设备全生命周期管理的同质化水平提升,确保医疗器械"用得好,管得好"。该体系目标明确、针对性强、可操作性强、可推广,且形成了长效发展的机制。

互联网的快速发展使得人们获取资源的途径越来越多、越来越便捷。网络上还有很多国内外资源分享临床医学工程师经验,如各类学习网站、微信订阅号等。不断学习新的知识是临床医学工程师职业发展更好的必要条件,我们梳理了优质的医工学习资源,供读者参考(见表4.3)。

表4.3 优质的医工学习资源

序号	名称	备注
1	医学工程在线	网站 https://www.bmeol.com/
2	医工之家	网站 https://www.bme-home.com/
3	好医工	网站 https://www.haoyigong.com/
4	医工圈	APP
5	医工职称	微信订阅号
6	生物医学工程学习笔记	微信订阅号

续表

序号	名称	备注
7	ECRI	网站 https://www.ecri.org/
8	AAMI	网站 https://www.aami.org/
9	IFMBE	网站 https://www.ifmbe.org/
10	ACCE	网站 https://accenet.org/Pages/Default.aspx
11	AIMBE	网站 https://aimbe.org/
12	IUPESM	网站 https://2018.iupesm.org/
13	GCEA	网站 https://www.globalcea.org/home

1.“医学工程在线”网站是医院临床医学工程师及其他医学工程专业人员的交流平台，网站致力于提供医疗工程领域的相关信息、技术交流平台、配件供应市场及人员招聘等综合服务。目前网站内容主要由资讯、维修、管理、职场、文库、论坛、发现及十百千万工程模块组成，涵盖当前医学工程领域的热点问题，常见设备的维修资料、案例及经验的分享，医疗设备管理相关的质控、计量及法规的解读，医学工程相关的培训及考试信息的发布，维修相关书籍的推荐等。

2.“医工之家”网站关注青年医工成长，为临床医学工程师及其他医学工程专业人员提供了医疗器械维修和设备管理的技术交流平台。网站主要分为行业资讯、技术交流、医工成长、技术资料、等级评审、临床工程、医工管理及在线沙龙 8 个模块，内容涵盖医疗器械维修保养基础理论与知识，医工职称晋升、论文发表等的相关指导，各类医疗器械维修手册、用户手册及维修案例，医院等级评审的相关法律法规，医工的维修案例分享，医工的专业课件，医工培训信息的发布等。

3.“好医工”APP 链接医疗器械的生产者、使用者和维护者，为广大临床医学工程师提供大量行业数据资料和学习资料，方便了临床医学工程师了解最新的行业资讯和自学。平台主要分为行业数据、好医工评选、微课堂、维修宝、学术期刊和行业资讯等模块。

4.“医工圈”微信订阅号分为晋级认证、维修技能和资源服务三个模块，提供维修资料查阅服务。

5.“医工职称”微信订阅号分为职称考试、职称评审和其他资料三个模块，提供相关资料查阅服务。

6.“生物医学工程学习笔记”微信订阅号分为基础知识、医工实践和扩展知识三个模块,可获得基本电路、医工临床知识、医疗设备原理、医疗设备维护和维修、安卓系统开发、大数据开发和嵌入式开发等方面的信息。

7. 美国急救医学研究所(Emergency Care Research Institute,ECRI)成立于1968年,旨在保护患者享受安全的、有效的医疗技术和操作。ECRI网站每年都会发布医疗卫生机构关注的十大医疗技术危害,为各医疗卫生机构提供指导,以更好的为患者服务。此外,网站还提供专业词汇的解释、相关资讯、事件公告、招聘信息等。

8. 美国医疗仪器促进协会(The Association for Advancement of Medical Instrumentation,AAMI)成立于1967年,是国际性非营利专业组织。AAMI作为医疗器械技术方面信息的主要来源,是工业界、相关专业部门和政府机构制定标准的信息来源。此外,AAMI还是制定医疗器械相关标准的牵头单位。AAMI的网站主要包括重大事件的发布、培训、新闻、对厂家的培训、临床医学工程师/物理师/卫生技术管理者的认证等。

9. 国际生物医学工程联合会(International Federation for Medical and Biological Engineering,IFMBE)于1959年6月24日成立于法国巴黎,旨在促进生物医学工程的研究和开发,普及应用于医学、生物及临床工程方面的工程知识,促进国际交流与合作。网站内容主要有IFMBE的介绍及组织架构、出版刊物、大事件介绍、获奖人员及会员介绍,网站还会发布来自世界各地的临床工程最佳实践案例。

10. 美国临床工程学会(American College of Clinical Engineering,ACCE)成立于1991年,致力于行业标准、知识结构体系等的建立,提高临床医学工程师的专业化水平。网站涉及各种主题演讲及研讨会的链接,提供关于临床工程的研究、策略、哲学、趋势和成功案例的文章,为各个领域的专业人员提供实用的信息。

11. 美国医学和生物工程学会(American Institute for Medical and Biological Engineering,AIMBE)是医学和生物工程领域的倡导者及权威机构。AIMBE引领医学和生物工程的发展,其网站内容主要有院士介绍、各分会介绍、公共政策、奖项介绍、相关重大事件、学生事务、院士研究成果新闻及倡议等。AIMBE网站提供院士最前沿的研究成果,为临床工程人员的创新提供思路、资源及平台。

12. 国际医学物理与医学工程科学联合会(The International Union for Physical and Engineering Sciences in Medicine,IUPESM)旨在促进医学物理和工程科学的发展。网站内容主要有IUPESM情况介绍、各分会情况、卫生技术工作组、医疗器械捐赠、公告等。

13. 国际临床工程联盟(Global Clinical Engineering Alliance,GCEA)成立于2020年10月的国际临床医学工程师日,旨在为全球的临床工程从业人员搭建与医疗卫生相关人员分享和研究临床工程最佳案例的平台,促进国际临床工程的发展。网站内容主要有GCEA情况介绍、重大事件公告、会员服务、捐赠及相关联系方式等。

第五章

基于“医工联体”的医疗器械维护管理体系

医疗设备的选型、运行、维护、故障修复等各个环节都需要专业的临床医学工程人员提供各类技术支持。但在一些基层医院，由于缺少专业的医工人员、缺少厂家零配件、地域偏远导致售后服务不可及等，使医疗设备得不到及时有效的维护、保养，严重影响了医疗设备的临床使用及经济效益的发挥。创新售后服务体系中的维护管理体系是建立在体系组建的“医工联体”服务网络以及“医联体”或“医共体”等医疗服务模式的基础上的，主要解决基层医疗机构售后服务不到位、不及时等问题，有针对性地组建区域分级维护管理体系。本章主要从维护管理体系建设的背景、体系建设及应用示范等方面对其构建与应用过程进行介绍，旨在为其他地区相关体系建设提供可复制、可参考的建设方案。

第一节　维护管理体系背景

一、国外医疗设备维护管理情况

医疗设备维护管理的内容主要涵盖医疗设备的故障维修、日常保养以及定期维护等。

对于医疗设备维修而言，目前各国医院的维修途径基本有三种，分别为由医院医工部门来维修、由医疗器械的原厂生产企业来维修以及由第三方医疗器械服务机构来维修。其中，第三方医疗器械服务机构又分为三类：第一类本身就是相应医疗设备的代理商，同时具有厂家授权的维修资格；第二类是医疗设备维修的公司；第三类是医院医疗设备整体维修托管服务的公司，这类公司实质上做的是医疗器械售后服务平台，通过整合产业链的上下游打通原厂零配件渠道，打通售后服务产业的各个关节，形成复杂的、闭环式的售后服务模式。自20世纪70年代以来，许多欧美国家就已经开始采用多种方式、多种渠道进行医疗设备的售后服务管理。以美国为例，50%的美国医院将医疗设备的售后服务交付给ISO整体托管。这一措施给医院带来的直接好处就是管理效能明显提高，医疗设备使用寿命延长的同时提高了维护管理效率。

对于日常保养和定期维护而言，大量的临床医学工程人员为医院提供专业服务，如定期给医院医疗设备做保养、维护、检测，最大限度地保障医疗设备运行良好。美国等西方发达国家的医院非常重视临床医学工程技术人员在医院内的作用，主要体现在其注重对临床医学工程技术人员的培养。例如，不论是医疗设备售后服务以第三方为主的圣文森特医院，还是以院内（in-house）自修为主的马里兰州创伤医院，都是依靠专业技术精湛、敬业精神强的临床医学工程技术人员来完成医疗设备维护管理工作的。医院非常重视对临床医学工程技术人员的培训，当有新设备投入使用时，通常会安排临床医学工程技术人员到生产厂家接受相关的技术培训。医学工程部门也会对临床医学工程技术人员进行分工，并要求临床医学工程技术人员根据自身特点掌握某一类设备的维修技术，通过信息化手段跟踪并评估每位技术人员的工作任务。规范的医疗设备维护管理一般由专业的医学工程技术人员来开展。

美国的医院通常通过人才引进与培养来增强本院自修能力，保证医疗设备维护管理水平的同时降低医疗设备的维修成本。这些医院拥有大量的医疗设备，设备的维护、保养、维修成本是医院的一项重大开支。大型设备受维修权限、零配件供应、医工人员技术水平等多种因素的限制，都需要采用向原生产厂家购买保修合同的方式来解决设备维修、维护以及保养问题，这种情况使得厂家在保修价格方面掌握主动权。要解决上述问题，一方面可以通过专业人才引进与培训、医疗机构自修能力提升等方式来缩减购买原厂维修、维保的次数与范围，从而降低医院开支。例如，若医院工程师能够处理CT、MR等大型设备的若干问题，则可以有选择性地购买大型设备的部分保修而非全保，从而降低部分设备的维修、维护和保养成本。另一方面，可以引入第三方医疗设备售后服务公司，与原厂进行竞争。这也是降低设备维修、维护和保养费用的好方法，美国TriMedx公司就是在这样的背景下成长起来的。

TriMedx公司的创始人最初是一家医院医学工程部门的主管，在美国市场经济比较成熟的背景下，他将自己管理的这个部门从医院中独立出来，成立了TriMedx公司，并且依托医院集团背景，打破了跨国公司的技术壁垒。一方面，TriMedx公司要求通用电气、西门子、飞利浦等大公司开放大型设备维修密码、供应原厂零配件;另一方面,TriMedx 也依托医院集团资源,让医院内的工程师接受大公司的售后服务技术培训,同时建立专业的、高效的零配件采购物流部门,面向市场采购第三方零配件,快速供应给工程师。

美国圣文森特医院采用与 TriMedx 公司合作的医疗设备售后服务模式,由 TriMedx 公司负责医院所有医疗设备的售后服务工作。公司派驻一部分医学工程技术人员到医院,同时医院所属的医学工程技术人员也由 TriMedx 公司统一管理。通过引入第三方售后服务的方式,打破原厂商对医疗设备维修、维护和保养的垄断。一方面能提高医疗设备的故障维修响应速度,另一方面通过加强日常维护,延长了医院医疗设备的使用寿命,降低了医院在医疗设备方面的支出。

由此可见,规范化的医疗设备维护管理可以减少医院在医疗设备方面开支。

二、国内医疗器械维护管理情况

国内医疗设备的维修维护方式也是上述三种,但在国内的应用推广程度与国外差异较大,这三种方式的优缺点及其在国内的应用现状如下:

1. 医院临床医学工程师维修维护:优点是响应快速、服务便捷、支出费用较少、重视临床使用、交流沟通方便等;缺点是受技术水平、维修密码、缺少零配件等因素限制,往往只能承担中小设备的维修。

2. 原厂售后服务:优点是专业性强、备件充足、技术水平强;缺点是以 GE、西门子、飞利浦为代表的国外知名大型医疗设备生产企业掌握了核心技术,并垄断了零配件的供应,厂家对医疗设备售后维修收费奇高,且响应时间受服务价格影响较大、覆盖范围有限。

3. 第三方售后服务:优点是技术水平较高、维修价格也适中、覆盖范围广、维修效率较高;缺点是各家公司实力参差不齐,缺乏有效的评价体系和统一的监督机制。

总体来说,大型三甲医院因为重视临床医学工程技术人员的作用且自身实力雄厚,临床医学工程技术人员配置多且有规范的培训体系等,一般三种方式都有所采用,一定程度上可以实现优势互补,充分发挥医疗设备的应用效果并产生良好的经济效益。但基层医院由于缺少人员、技术、培训和资金,往往只能采取上述三种售后服务方式的其中一种,而非根据实际情况灵活选取最恰当的服务方式,导致无法保证及时、高效的售后服务。因此,除了以上三种医疗设备的维修维护方式外,需要探索解决基层医疗机构医疗设备维护管理工作的新方法、新途径。

第二节 维护管理体系建设

一、概 述

创新售后服务体系独创性地提出了组建“医工联体”，开辟了基于医疗机构临床医学工程人员的区域售后服务网络，与OEM、ISO及非营利性组织等一起构建新型医疗设备售后服务体系。其中，维护管理体系的建设主要围绕“医工联体”区域网络搭建、人才培训基地建设、维修维护管理流程规范化建设及长效机制研究等方面开展，重点解决医工多点服务、区域网络服务、流动管理、绩效考核、长效机制和激励机制等问题，依托信息技术支撑平台和微信订阅号，实现PC端和移动端维修维护数据流转、远程指导等。

搭建“医工联体”区域网络，主要通过人才招募、培训考核、资质认定等方式，需遴选并培养“医工联体”维修工程师队伍，再通过负责人指定、装备配置、人员信息化管理等方式形成区域“医工联体”服务网。针对人才培训基地建设，需要与OEM签订开放培训协议、资质认证协议等，在OEM建立人才输送大本营。维修维护管理流程规范化建设，需要基于不同层级医疗机构的管理特点及医疗服务机制，设计故障报修、报修信息流转与反馈、设备定期维护提醒与实施等规范化方案，以实现区域内医疗设备维护管理的整体提升和同质化管理，提高基层医疗机构维修维护的响应及时性。长效机制研究方面，主要考虑医疗机构与OEM、ISO及非营利性组织的合作模式，共同开展人员保障制度、医工多点执业实施方案、零配件供应方案及人员激励机制等内容的研究，在人才培训基地的基础上长期开放人才培养与输送通道，架起四方合作桥梁，共同保障创新售后服务体系的长效运行，并以此降低OEM售后服务成本，提升OEM售后服务的及时性和可及性。

二、“医工联体”区域网络搭建

临床医学工程师与临床医师一样，对医院的发展运行具有重要的作用，是医院可持续发展不可或缺的人力资源。医疗设备维修，尤其是涉及急救和不可替代设备的维修，要求维修人员随叫随到，并具有熟练精湛的维修技术。但目前即使在三甲医院，专业的临床医学工程师人才资源也较紧张，在基层医院更是稀缺人才资源，高素养的工程师队伍是维护管理体系实施的重要基石。

1. 人才招募

面向维护管理体系，“医工联体”设置了维修工程师角色，主要负责响应周边基层医疗机构（尤其是“医联体”或“医共体”单位）的医疗设备报修，非工作时间在非所属单位医疗机构开展外出维修、定期维护、质量控制检测、远程指导等工作，以协助基层医疗机构。

（1）招募范围

面向浙江省内各层级医疗机构招募优秀工程师，采取公开自主报名的形式，旨在为“医工联体”维修工程师的遴选提供充足的人员队伍保障。

（2）招募条件

从事医疗器械维修相关工作 3 年及以上；

对维修工作积极主动、认真负责且有热情；

愿意付出一定空闲时间协助周边单位开展医疗器械维修工作；

每人限报 1～2 种医疗器械培训；

有一定的监护仪、超声、除颤仪等医疗器械维修经验。

2. “医工联体”维修工程师队伍组建

工程师招募工作完成后，召集人员在创新售后服务体系的人才培训基地开展特定种类医疗器械的培训。达到一定的培训时长及考核标准后，可向 OEM 申请维修工程师资质认定。通过 OEM 认定的工程师即成为“医工联体”维修工程师，在线上传资质证书后即可获得相应角色权限并承接区域外修工作。

3. 区域“医工联体”服务网络搭建

“医工联体”维修工程师队伍招募完成后，即可开展区域“医工联体”服务网络搭建工作。通常是通过各层级学会、协会组织或医疗器械质量控制中心来完成，指定省级学会、协会组织负责人或省级医疗器械质控中心负责人作为“医工联体”总负责，区域“医工联体”负责人则由相应区域的医疗器械质控中心负责人来担任，在原有层级网络的基础上，基于各组织良好的组织架构和人财物资源来共同推动“医工联体”服务网络的持续、良好运行。同时，各层级“医工联体”负责人可以依托创新售后服务体系信息平台开展人员及相关任务的数字化管理。

三、建设人才培训基地

创新售后服务体系通过与医疗器械生产厂家签订服务协议或合作协议，在OEM建立规范化培训基地，依托OEM对招募到的临床医学工程师开展相应医疗器械的理论培训及实地操作培训，切实提升临床医学工程师的维修技能、PM技能等。培训基地的建设及工作开展具体如下：

1. 协议签订

鉴于医疗器械生产厂家在医疗器械维修及维护方面的权威性，创新售后服务体系的培训基地一般设在OEM。基地建立前通常会开展OEM实地调研，并通过多轮对接后签订委托售后服务协议，内容涉及开放培训、资质认定、零配件供应、人员保障措施等内容。随后，培训基地即可挂牌（图5.1）开展相应人才培训工作，为创新售后服务体系提供源源不断的维修人才。

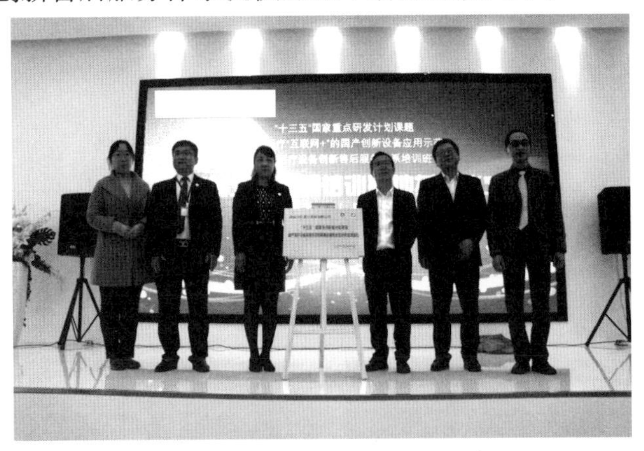

图5.1 创新售后服务体系培训基地挂牌

2. 理论培训

本体系培训基地主要采取理论和实际操作相结合的培训方式进行人才培育，并根据不同的人才级别划分培训范围，进行阶梯式培训，由浅入深的涉及医疗设备的维修和质控各个层面，以形成多层次人才梯队。如表5.1～5.3所示为不同种类医疗设备分级培训内容范例。

表 5.1 CT 的分级培训能力列表(样例)

<table>
<tr><th colspan="3">维修或维护项目</th><th colspan="4">各级资质需掌握的维修/维护内容</th></tr>
<tr><th>编号</th><th colspan="2">项目</th><th>助理</th><th>初级</th><th>中级</th><th>高级</th></tr>
<tr><td>1</td><td rowspan="4">基础设置</td><td>用户信息设定</td><td>*</td><td>* *</td><td>* * *</td><td>* * * *</td></tr>
<tr><td>2</td><td>使用环境设定</td><td>*</td><td>* *</td><td>* * *</td><td>* * * *</td></tr>
<tr><td>3</td><td>用户激活码录入</td><td>*</td><td>* *</td><td>* * *</td><td>* * * *</td></tr>
<tr><td>4</td><td>系统界面功能确认</td><td>*</td><td>* *</td><td>* * *</td><td>* * * *</td></tr>
<tr><td>5</td><td rowspan="11">基本操作</td><td>开关机,软件重启,通断电操作</td><td>*</td><td>* *</td><td>* * *</td><td>* * * *</td></tr>
<tr><td>6</td><td>预热/空气校准</td><td>*</td><td>* *</td><td>* * *</td><td>* * * *</td></tr>
<tr><td>7</td><td>病人登记/扫描</td><td>*</td><td>* *</td><td>* * *</td><td>* * * *</td></tr>
<tr><td>8</td><td>扫描参数修改</td><td>*</td><td>* *</td><td>* * *</td><td>* * * *</td></tr>
<tr><td>9</td><td>图像查看及基本操作</td><td>*</td><td>* *</td><td>* * *</td><td>* * * *</td></tr>
<tr><td>10</td><td>图像发送及打印</td><td>*</td><td>* *</td><td>* * *</td><td>* * * *</td></tr>
<tr><td>11</td><td>图像/原始数据备份</td><td>*</td><td>* *</td><td>* * *</td><td>* * * *</td></tr>
<tr><td>12</td><td>图像/原始数据删除</td><td>*</td><td>* *</td><td>* * *</td><td>* * * *</td></tr>
<tr><td>13</td><td>病人信息修改</td><td>*</td><td>* *</td><td>* * *</td><td>* * * *</td></tr>
<tr><td>14</td><td>机架动作的基本操作</td><td>*</td><td>* *</td><td>* * *</td><td>* * * *</td></tr>
<tr><td>15</td><td>WT 自由浮动和 Over run 的处理方法</td><td>*</td><td>* *</td><td>* * *</td><td>* * * *</td></tr>
<tr><td></td><td rowspan="6">DICOM 设定</td><td>维护模式进入/退出</td><td>*</td><td>* *</td><td>* * *</td><td>* * * *</td></tr>
<tr><td>16</td><td>DICOM 传送</td><td>*</td><td>* *</td><td>* * *</td><td>* * * *</td></tr>
<tr><td>17</td><td>DICOM 打印</td><td>*</td><td>* *</td><td>* * *</td><td>* * * *</td></tr>
<tr><td>18</td><td>MWM</td><td>*</td><td>* *</td><td>* * *</td><td>* * * *</td></tr>
<tr><td>19</td><td>本地及服务器参数维护</td><td>*</td><td>* *</td><td>* * *</td><td>* * * *</td></tr>
<tr><td>20</td><td>DICOM 相关故障的排查</td><td>*</td><td>* *</td><td>* * *</td><td>* * * *</td></tr>
<tr><td>21</td><td rowspan="6">备份/恢复</td><td>用户数据备份</td><td>*</td><td>* *</td><td>* * *</td><td>* * * *</td></tr>
<tr><td>22</td><td>用户数据恢复</td><td>*</td><td>* *</td><td>* * *</td><td>* * * *</td></tr>
<tr><td>23</td><td>服务数据备份</td><td>*</td><td>* *</td><td>* * *</td><td>* * * *</td></tr>
<tr><td>24</td><td>服务数据恢复</td><td>*</td><td>* *</td><td>* * *</td><td>* * * *</td></tr>
<tr><td>25</td><td>Error Log 备份</td><td>*</td><td>* *</td><td>* * *</td><td>* * * *</td></tr>
<tr><td>26</td><td>图像刻录,原始数据刻录</td><td>*</td><td>* *</td><td>* * *</td><td>* * * *</td></tr>
</table>

续表

维修或维护项目			各级资质需掌握的维修/维护内容			
编号	项目		助理	初级	中级	高级
27	错误列表读取	控制错误列表读取	*	* *	* * *	* * * *
28		错误代码识别	*	* *	* * *	* * * *
29	Mainte Tool 运用	Mainte Tool4 的打开和退出		* *	* * *	* * * *
30		机架转速确认		* *	* * *	* * * *
31		数据传送回路确认		* *	* * *	* * * *
32		Motion net 回路确认		* *	* * *	* * * *
33		滑环检测		* *	* * *	* * * *
34		扫描计数查看		* *	* * *	* * * *
35		机架旋转编码器确认		* *	* * *	* * * *
36		设备配置信息确认和修改		* *	* * *	* * * *
37		PCB 版本确认		* *	* * *	* * * *
38		PCB FPGA 备份和恢复		* *	* * *	* * * *
39		PCB Firmware 备份和恢复		* *	* * *	* * * *
40		检查床高度编码器设置		* *	* * *	* * * *
41		检查床面板水平编码器设置		* *	* * *	* * * *
42		PCB 电源查看确认		* *	* * *	* * * *
43		各开关状态查看确认		* *	* * *	* * * *
44	软件问题处理	MWM 软件安装		* *	* * *	* * * *
45		系统软件重装		* *	* * *	* * * *
46		图像列表重置	*	* *	* * *	* * * *
47	图像质量校准	执行 Phantom CAL.	*	* *	* * *	* * * *
48		执行 CT NO. CAL.	*	* *	* * *	* * * *
49		执行数据计算	*	* *	* * *	* * * *
50		执行 List up	*	* *	* * *	* * * *
51		图像质量检查	*	* *	* * *	* * * *

续表

维修或维护项目			各级资质需掌握的维修/维护内容			
编号	项目		助理	初级	中级	高级
52	质控检测信息	层厚计算		* *	* * *	* * * *
53		空间分辨率计算		* *	* * *	* * * *
54		低对比度分辨率计算		* *	* * *	* * * *
55		图像均匀性		* *	* * *	* * * *
56		图像噪声		* *	* * *	* * * *
57		CT 值准确性		* *	* * *	* * * *
58		最佳分辨率计算		* *	* * *	* * * *
59	维护保养	熟练掌握罩壳的拆装步骤		* *	* * *	* * * *
60		熟练运用维护检查治具			* * *	* * * *
61		能够完成《维护保养报告书》规定的所有作业			* * *	* * * *
62	故障判断	定位灯精度检查确认		* *	* * *	* * * *
63		可以查看 X 线故障的波形图			* * *	* * * *
64		收集故障判断所需信息		* *	* * *	* * * *
65		能够排除干扰,确定故障源头			* * *	* * * *
66		掌握更换 PCB 电路板的技能			* * *	* * * *
67		掌握更换任意单元的技能			* * *	* * * *
68		熟悉电气安全常识		* *	* * *	* * * *
69		熟练运用检测工具			* * *	* * * *
70	部件更换	更换球管				* * * *
71		更换 DMS				* * * *
72		更换电器元件			* * *	* * * *
73		更换各组件内线缆			* * *	* * * *
74		更换外设部件(键盘,鼠标等)		* *	* * *	* * * *
75		更换 CELL			* * *	* * * *

表 5.2 MR 的分级培训能力列表(样例)

维修或维护项目			各级资质需掌握的维修/维护内容			
编号	项目		助理	初级	中级	高级
1	基础设置	用户信息设定	*	* *	* * *	* * * *
2		使用环境设定	*	* *	* * *	* * * *
3		用户激活码录入	*	* *	* * *	* * * *
4		系统界面功能确认	*	* *	* * *	* * * *
5	基本操作	开关机,软件重启,通断电操作	*	* *	* * *	* * * *
6		找信号	*	* *	* * *	* * * *
7		病人登记/扫描	*	* *	* * *	* * * *
8		扫描参数修改	*	* *	* * *	* * * *
9		图像查看及基本操作	*	* *	* * *	* * * *
10		图像发送及打印	*	* *	* * *	* * * *
11		图像/原始数据备份	*	* *	* * *	* * * *
12		图像/原始数据删除	*	* *	* * *	* * * *
13		病人信息修改	*	* *	* * *	* * * *
14		病床动作的基本操作	*	* *	* * *	* * * *
15		病床基本故障排除	*	* *	* * *	* * * *
	DICOM 设定	维护模式进入/退出		* *	* * *	* * * *
16		DICOM 传送		* *	* * *	* * * *
17		DICOM 打印		* *	* * *	* * * *
18		DICOM 设定		* *	* * *	* * * *
19		本地及服务器参数维护		* *	* * *	* * * *
20		DICOM 相关故障的排查		* *	* * *	* * * *
21	备份/恢复	用户数据备份		* *	* * *	* * * *
22		用户数据恢复		* *	* * *	* * * *
23		服务数据备份		* *	* * *	* * * *
24		服务数据恢复		* *	* * *	* * * *
25		Error Log 备份		* *	* * *	* * * *
26		图像刻录,原始数据刻录		* *	* * *	* * * *

续表

维修或维护项目			各级资质需掌握的维修/维护内容			
编号	项目		助理	初级	中级	高级
27	错误列表读取	控制错误列表读取		* *	* * *	* * * *
28		错误代码识别			* * *	* * * *
29	System Setting Tool 运用	层厚设定				* * * *
30		回波链设定				* * * *
31		采样带宽设定				* * * *
32		频率编码设定				* * * *
33		相位编码设定				* * * *
34		射频波形设定				* * * *
35		射频幅度设定				* * * *
36		射频幅度测试				* * * *
37		接收增益设定				* * * *
38		接收线圈通道数设定				* * * *
39		图像后处理模式设定				* * * *
40		梯度增益设定				* * * *
41		梯度方向设定				* * * *
42		梯度线性矫正				* * * *
43		梯度线性计算				* * * *
44	软件问题处理	Medview 软件安装		* *	* * *	* * * *
45		系统软件重装		* *	* * *	* * * *
46		图像列表重置		* *	* * *	* * * *
47	图像质量校准	执行 Phantom CAL.		* *	* * *	* * * *
48		执行 MRNO. CAL.		* *	* * *	* * * *
49		执行数据重建		* *	* * *	* * * *
50		执行 List up		* *	* * *	* * * *
51		图像质量检查		* *	* * *	* * * *

续表

维修或维护项目			各级资质需掌握的维修/维护内容			
编号	项目		助理	初级	中级	高级
52	质控检测信息	层厚计算			* * *	* * * *
53		空间分辨率测试			* * *	* * * *
54		高对比度分辨率测试			* * *	* * * *
55		低对比度分辨率测试			* * *	* * * *
56		图像均匀性测试			* * *	* * * *
57		图像信噪比测试			* * *	* * * *
58		磁场均匀性测试			* * *	* * * *
59	维护保养	熟练掌握罩壳的拆装步骤		* *	* * *	* * * *
60		熟练运用维护检查治具			* * *	* * * *
61		能够完成《维护保养报告书》规定的所有作业			* * *	* * * *
62	故障判断	定位灯精度检查确认		* *	* * *	* * * *
63		可以查看 MR 故障的波形图			* * *	* * * *
64		收集故障判断所需信息		* *	* * *	* * * *
65		能够排除干扰，确定故障源头			* * *	* * * *
66		掌握更换 PCB 电路板的技能			* * *	* * * *
67		掌握更换任意单元的技能			* * *	* * * *
68		熟悉电气安全常识	*	* *	* * *	* * * *
69		熟练运用检测工具			* * *	* * * *
70	部件更换	更换氦压缩机				* * * *
71		更换冷头				* * * *
72		更换电器元件		* *	* * *	* * * *
73		更换各组件内线缆		* *	* * *	* * * *
74		更换外设部件（键盘，鼠标等）	*	* *	* * *	* * * *
75		压缩机加氦气		* *	* * *	* * * *

表 5.3　监护仪的分级培训能力列表(样例)

维修或维护项目			各级资质需掌握的维修/维护内容			
编号	项目		助理	初级	中级	高级
1	基本操作	基本参数附件连接	*	* *	* * *	* * * *
2		病人信息设置	*	* *	* * *	* * * *
3		基本参数设置	*	* *	* * *	* * * *
4		报警及相关功能菜单设置	*	* *	* * *	* * * *
5	基本维护	清洁消毒		* *	* * *	* * * *
6		时钟设定		* *	* * *	* * * *
7		设备日常检查维护		* *	* * *	* * * *
8		简单故障及附件问题排查		* *	* * *	* * * *
9	高端参数应用	掌握参数测量基本理论			* * *	* * * *
10		高端参数测量应用			* * *	* * * *
11		测量问题分析与排查			* * *	* * * *
12	质控检测	掌握质控检测操作				* * * *
13		检测数据统计				* * * *
14		检测问题分析及改进				* * * *
15	维修维护	掌握仪器工作原理				* * * *
16		仪器技术故障分析				* * * *
17		拆机更换板件				* * * *

3. 实操培训

每次理论培训完成后都会结合具体医疗设备进行二次讲解,并进行上机实操,确保参与培训的工程师具备实操经验,可以进行厂家授权下的维修和质控工作(图 5.2)。

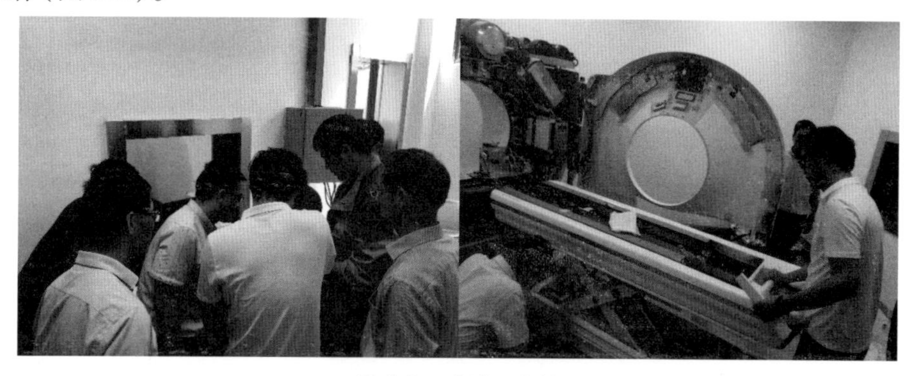

图 5.2　培训及实操

4. 考核认证

理论培训和实操培训均完成后，由培训基地统一组织“医工联体”维修工程师的资质认证。通常采取闭卷考试的方式对申请资质认证的学员进行考核。进行高等级资质认证前，需要获得前一级的资质认证，并完成相应培训，不可跨级认证。由 OEM 划定合格线，达到合格线的工程师视为完成考核，并给予其相应等级的资质认证证书（图 5.3）。该资质认证证书上标注有工程师的维修等级和可以维修的设备类别，并有 OEM 授权认证（公章）。

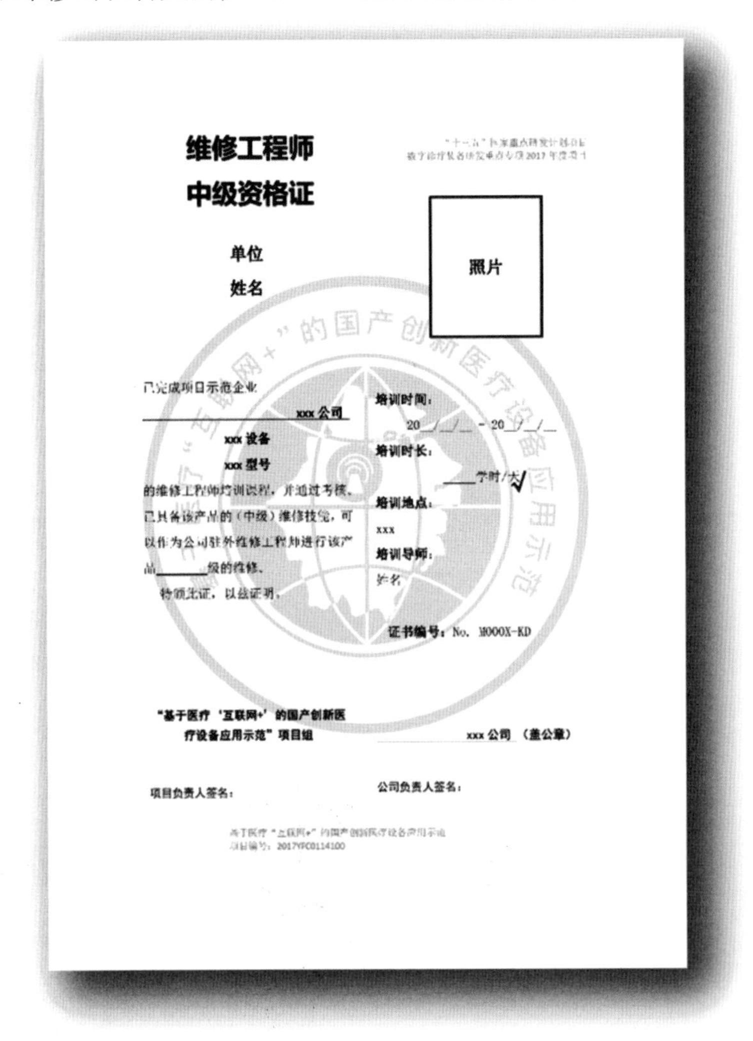

维修工程师
中级资格证

单位
姓名

照片

已完成项目示范企业
xxx 公司
xxx 设备
xxx 型号
的维修工程师培训课程，并通过考核，已具备该产品的（中级）维修技能，可以作为公司驻外维修工程师进行该产品______级的维修。

特颁此证，以兹证明。

培训时间：
20__/__/__ - 20__/__/__
培训时长：
____学时/天
培训地点：
xxx
培训导师：
姓名

证书编号：No. M000X-KD

“基于医疗‘互联网+’的国产创新医疗设备应用示范”项目组

xxx 公司（盖公章）

项目负责人签名：

公司负责人签名：

基于医疗“互联网+”的国产创新医疗设备应用示范
项目编号：2017YFC0114100

图 5.3 “医工联体”维修工程师资质证书示例

四、维护管理流程规范化

基于“医工联体”的维护管理体系能够顺利运转的核心是规范化的流程。以示范区域内各级医疗机构医疗设备为基础，结合创新售后服务体系信息平台及微信订阅号，构建医疗设备物联网，最大化保证医疗设备服务资源的使用效率。维护管理体系的流程主要涉及三方面，即人员管理、维修管理和预防性维护管理，下面分别进行描述。

1. 人员管理

“医工联体”维修工程师与 OEM 工程师、ISO 工程师一起构成了维护管理体系的人员基础，均可负责区域特定种类、特定品牌医疗设备的维修工作。这些人员均通过信息化平台统一管理，并负责相应区域医疗设备的报修、PM 及质控检测工作。此外，“医工联体”将依托浙江省医师协会临床工程师分会、OEM 等每年对维修工程师进行技能考核及工作评定，技能考核不合格或违约次数达到 5 次以上的工程师将被取消资质认证；评定优秀的维修工程师将获得荣誉证书，以提高“医工联体”维修工程师的积极性、保障其维修的技术水平。

2. 维修管理

维修管理主要是在平台资产库的基础上开展微信报修，并根据医疗设备的保修情况分成不同的流转方式(图 5.4)。保修期内设备的报修推送给 OEM，由 OEM 指定相应区域原厂、代理、“医工联体”或 ISO 有资质的维修工程师进行响应。保修期外设备的报修则推送给相应区域“医工联体”的负责人，由负责人指定“医工联体”维修工程师进行响应。接收到指派任务的工程师可以选择“接单”或者“拒绝”。紧急维修申请需在接单后 1 小时内电话响应，一般维修申请需在接单后 24 小时内响应，响应内容包括与报修方确认维修事宜，并按需提供上门服务；若在规定时间内未响应，则计违约一次。维修完成后需要在线填写维修信息，报修方与维修方互相确认评价后才可认定此次维修完成。

3. 预防性维护管理

《医疗器械临床使用管理办法》(国家卫生健康委员会令第 8 号)中指出，医疗器械保障维护管理应当重点进行检测和预防性维护，通过开展性能检测和安全监测，验证医疗器械性能的适当性和使用的安全性；通过开展部件更换、清洁等预防性维护，延长医疗器械使用寿命并预防故障发生。并提出，医疗机构应当监测医疗器械的运行状态，对维护与维修的全部过程进行跟踪记录，定期分析评价医疗器械整体维护情况。

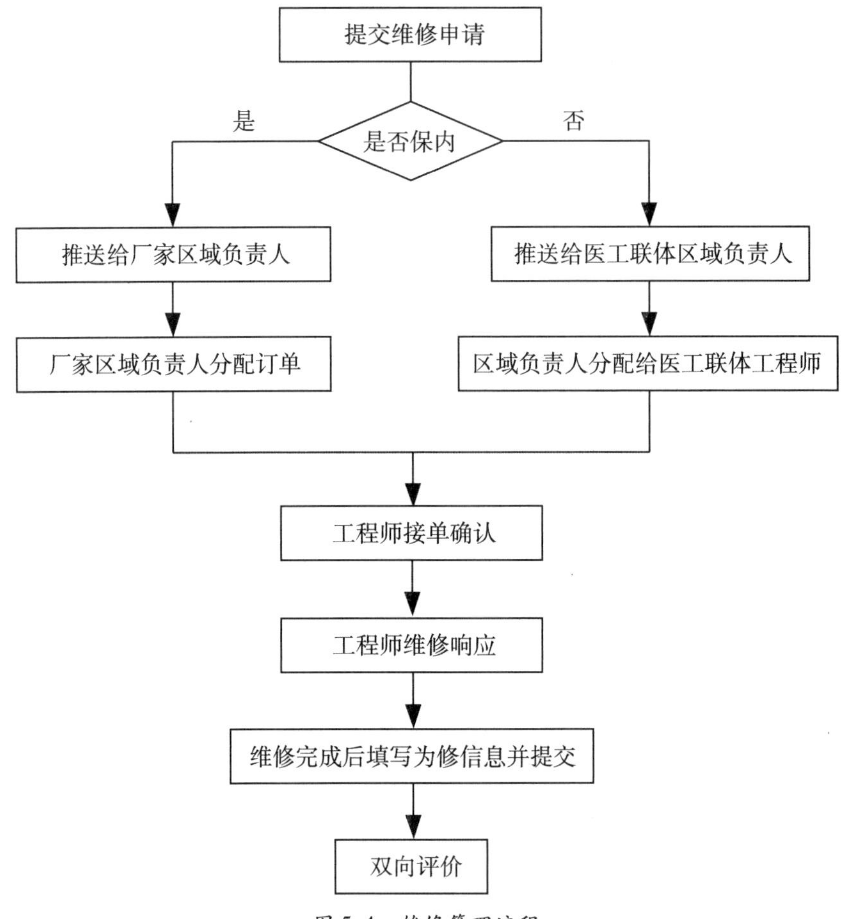

图 5.4 维修管理流程

创新售后服务体系中的预防性维护管理主要包含 PM、质控检测和设备监测三部分内容。在体系信息化平台和微信订阅号上实现预防性维护管理。其中,针对 PM,主要根据医疗设备的类型开展线上提醒及维护报告录入(图 5.5),在维护时间截止前一个月还未提交报告的,需根据保修情况将提醒分别发送给 OEM 和区域“医工联体”负责人,催促其完成相关设备的 PM 并上传报告,由设备所属机构确认 PM 是否已完成并进行评价。同时,区域“医工联体”负责人需要定期带领“医工联体”维修工程师对其负责区域内的基层医疗机构进行医疗设备 PM 巡检,并对基层医疗机构的相关人员进行面对面指导,以促进区域 PM 的同质化、信息化管理。此外,通过设备在线监测模块,“医工联体”可以监测相应医疗器械的运行状态,并对收集到的数据开展跟踪记录、定期分析等工作,评价医疗器械整体维护情况的同时做适当的维护管理调整与故障预警。

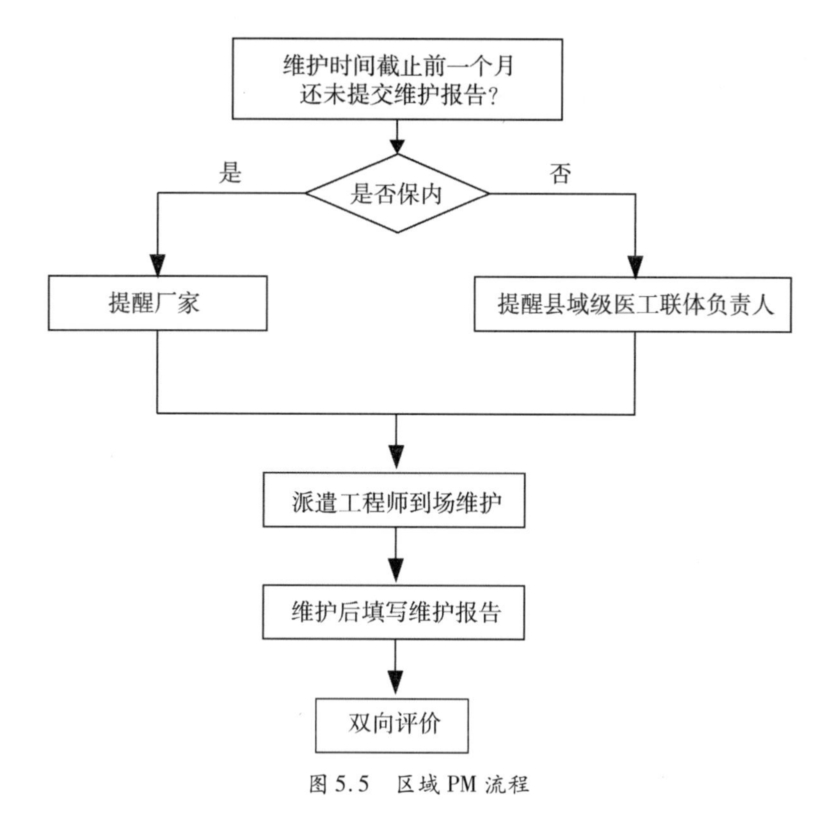

图 5.5 区域 PM 流程

五、长效机制研究

维护管理体系由于涉及区域"医工联体"服务网络的建立,并有 OEM 和 ISO 的实际参与,因此涉及的长效机制问题较多,主要分为维护管理体系长效运行、临床医学工程师在其他医疗机构开展维护管理工作的合理性、医疗设备零配件供应解决方案以及人员激励机制等。目前,该体系通过与 OEM 签订服务或合作协议、建立人才培训基地、规范维护管理流程等方式,初步建立了能够长效、良好运行的维护管理体系,但在以下方面还有待加强:

1. 临床医学工程师在其他医疗机构开展维护管理工作的合理性

获取原厂认证的"医工联体"维修工程师利用空闲时间(非上班时间)响应周边基层医疗机构的维修申请,这与医师多点执业类似。根据《关于印发推进和规范医师多点执业的若干意见》,符合条件的执业医师可以在各地区相关政策的支持下在多个医疗机构开展执业。医师多点执业有利于均衡医疗资源,促进基层医疗机构医疗服务水平的提升并缓解基层医疗卫生需求,也可以提升医师个人收入。若能开展临床医学工程师多点执业(简称"医工多点执业"),则不仅可以有效解决基层医疗机构自修能力不足、部分医疗器械企业售后服务基层不可及等问题,同时也能促进临床医学工程师的经验交流,提升临床医学工程学科水平。

临床医学工程师目前还未有全国统一的资质证书。因此,维护管理体系主要通过OEM资质认证的方式来确认临床医学工程师的维修水平,并在服务或合作协议中约定了包括人员保障在内的各项问题,以保证"医工联体"维修工程师承接外修工程的合理性。同时,该体系通过建立自上而下的"医工联体"区域服务网络来从医疗机构层面管理维修工程师的行为规范。具体在应用示范时,主要是基于"医联体"或"医共体"等医疗服务模式来推送报修申请,以最大限度地避免纠纷。但是,目前的运行模式主要是依托国家重点研发计划项目来实现的。从长远发展来看,还是要通过推进临床医学工程师全国统一考核的方式来获取专业的资质认证证书,并仿照医师多点执业开展医工多点执业研究,才能有效促进该体系的切实、快速落地与推广。

2. 医疗设备零配件供应不足的解决方案

医疗机构的临床医学工程师不能完成自修的一大原因就是缺乏相应的零配件,同时临床部分医疗设备资源紧缺,为避免延误医疗服务,所以无法长时间供临床医学工程师自行研究维修方法。解决医疗设备零配件问题是开展医疗设备维修的必要条件之一。但是,由于医疗设备的高精密性,同时对储存环境的要求相对较高,在各地建立零配件库显然不切实际。本团队在建立维护管理体系的过程中,一方面以区域"医工联体"为单位配置了一些维修和质控检测必要的工具,另一方面在与企业签订的服务或合作协议中约定由厂家开放零配件与备机的供应,为"医工联体"维修工程师上门维修提供便利。要注意的是,此处零配件的收费由OEM来完成,"医工联体"维修工程师只负责维修过程,从而避免了产生经济纠纷等问题。若维护管理体系推广到地域较偏的基层区域,则可考虑以区域医疗器械质控中心为核心建立零配件库,以提高维修的及时性,促进维护管理体系的切实落地。

3. 人员激励机制

临床医学工程师是维护管理体系的基石,其主观能动性决定了其工作的质量。因此,研究人员激励机制有助于留住人才、培育人才,最终实现维护管理体系的长效运行。由于创新售后服务体系涉及医疗机构、OEM、ISO等各类组织,目前创新售后服务体系的人员激励机制还未确定,可考虑参考"医联体"单位医师下基层或多点执业机制。根据后续的维护管理体系应用示范经验,人员激励机制建议参考 OEM 的设备维修费用及其工程师的激励机制制订,并由第三方非营利性组织监督。需注意,医疗机构、OEM 及第三方非营利性组织间要签署三方协议,以保证“医工联体”维修工程师收入的合理合法性。

第三节　维护管理体系应用示范

维护管理体系主要涉及人员、网络、信息和机制四大要素。人员主要指基层医疗设备管理人员、“医工联体”维修工程师、第三方售后服务工程师、原厂工程师;网络指参与应用示范的医疗机构形成的紧密合作关系网;信息指的是医疗设备故障信息以及维修响应结果;机制指的是信息的流转、人员的响应以及费用和激励等维持体系运转的机制。本团队构建的维护管理体系首先在杭州和宁波两个地区开展了应用示范,随后扩展到了五家示范区域。

试点应用示范依托当地医疗设备质量控制中心开展小范围工程师招募,同时依靠地域优势,选取生产厂家作为人才培训基地,或选定 OEM 后在当地建立临时培训点,对招募来的工程师进行理论培训、实操及考核(图 5.6),遴选出优秀工程师并颁发资质认证证书。随后,通过人员注册、证书录入、角色与权限认定等方式,实现“医工联体”维修工程师的信息化管理,再依托当地医疗设备质控中心建立区域“医工联体”服务网,将体系应用示范机构及其下属乡镇卫生院纳入服务网络(图 5.7)。同时,依托当地医共体新型医疗服务模式开展维护管理体系的应用示范,落地开展微信报修及响应、PM 协助与指导等工作;依托浙江省医师协会临床工程师分会等非营利性组织开展下基层帮扶活动,实现“医工联体”维修工程师下基层帮扶。经过一段时间的运行,维护管理体系取得了较为良好的示范效果,并对信息平台响应流程、培训基地考核内容等进行了部分优化。此外,还尝试了“医联体 + 医共体”模式下的体系应用示范,即省级单位、县级单位及其“医共体”单位组成示范网络,运行流程不变,经过应用示范也取得了一定成效。

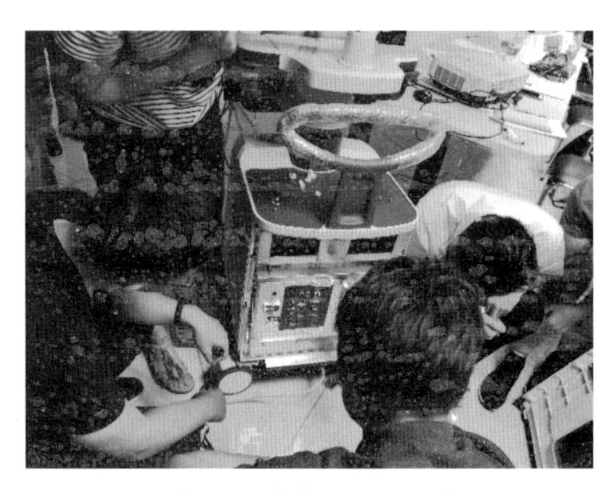

图 5.6　维修工程师培训

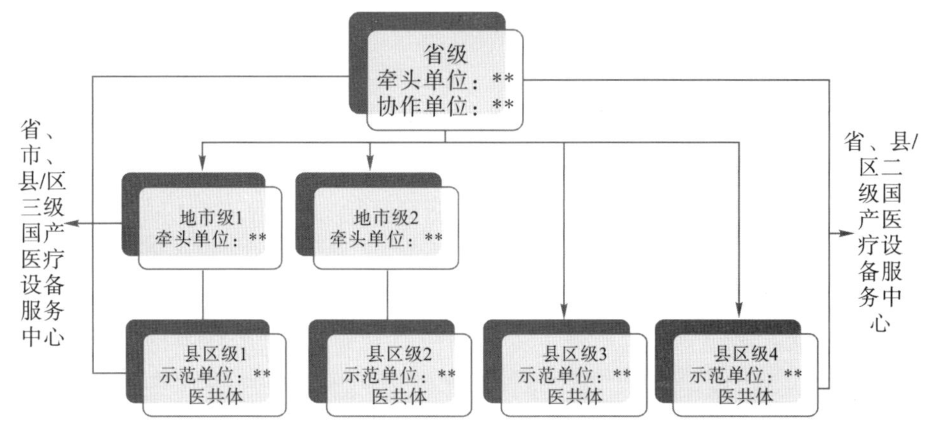

图 5.7　维护管理体系区域应用示范网络

基于“医共体”的区域维护管理服务网络一般是由“医共体”牵头单位的医学工程部牵头，以“医共体”的同质化管理为目标，依托构建的服务网络实现“医共体”成员单位医学工程部的扁平化管理并指导其开展常态工作。当成员单位有维修维护需求时，由牵头单位协调解决，逐步形成同质化管理。在实践中，为协助各“医共体”推进整体信息化进程，可以依托维护管理体系进行统一的医疗设备质控专题培训，并持续对辖区内的成员单位进行多方位的维护管理及维修指导、培训与帮扶等。期待“医工联体”与“医共体”的模式在创新售后服务体系中的进一步有机融合，为解决基层医疗机构医疗设备维修维护工作打开新的视角与方向。

第四节　小　结

在现代医院，医学技术的应用离不开医疗设备的支持，医疗设备的论证、验收、使用、维护、维修、报损等各个环节都需要专业的临床医学工程技术人员提供支持。其中，医疗设备的维修和维护尤为关键。设备出现故障或者故障风险较高时，可能会影响设备的正常使用。工程师需要准确地分析或判断，并对其进行维修或者维护，以确保设备的正常使用，保证患者的安全。在现有的售后服务体系中，医院临床医学工程师维修维护、原厂售后服务和第三方售后服务都有自身的优缺点。“医工联体”的售后服务模式可以在一定程度上消除了三者的弊端，有效解决基层医疗机构医疗设备的维护服务不及时、不到位、价格高等问题，填补基层医疗机构医疗设备系统性培训的空白，提高其医疗设备的使用和维护管理的水平，实现区域内医疗设备维护管理的整体提升和同质化。

通过探索在一定区域内，成立“医工联体”并开展信息化、网络化的维护管理的形式，寻找解决基层医疗机构医疗设备维修维护工作的新方法、新途径。经过前期的充分理论论证与后期实践，基于“医工联体”的维护管理体系显著改善了基层医院医疗设备维修维护困难的处境。今后也将聚焦于其与“医联体”或“医共体”模式的融合，探索更有利于解决基层医院问题的道路。

第六章

基于“医工联体”的医疗器械质量控制体系

本书中所述医疗器械质量控制（简称“质控”）是指为保证医疗质量、医患双方的安全及医疗活动的有效性和准确性所采取的作业技术和活动，内容涉及从医疗器械进院到报废的全生命周期过程。针对基层医疗机构无质控服务、缺少质控设备、人员配备不足、不知如何开展等问题，着力研究质量控制检测规范化及区域同质化。本章主要从质量控制体系的建设背景、概述、标准化建设及应用示范等方面对质控体系构建过程进行详细描述，旨在为其他地区相关体系建设提供可复制、可参考的建设方案。

第一节　质量控制体系建设背景

随着科学技术的发展，医疗机构内的医疗器械逐渐增多且呈多样化，医疗器械管理的需求也逐渐显现。1919 年，美国陆军军医长致信军需长，希望建立专门场所来维修手术器械和精密的实验室设备。1922 年，美国军队在圣路易斯医疗站建立了一个中央维修设施。20 世纪 60 年代，美国开始出现医疗器械管理部门。

1971 年，消费者活动家拉尔夫 · 纳德在《女性家庭杂志》（*Ladies Home Journal*）上发表文章，提到了因各种心导管和各种体内电极上的微小电流导致死亡的可能性。卡尔 · 沃尔特博士预估在这一理论情景下，每年实际死亡人数可达 5000 人——这在当时的美国公众中产生了很大的反响，医疗器械制造商因此被要求设计和生产更加安全的产品，医疗机构则被要求采用完善的医疗设备管理计划来保证使用的医疗器械能安全有效地为病人和医务人员服务。受该理论的影响，大中型的医疗机构开始设置临床工程科来负责医疗器械的比较、选购、安装验收、维修、预防性维护、使用培训、质量检测及报废的论证等管理工作，并重点开展用电设备的电气安全性能检测。1974 年，美国医疗卫生机构认证联合委员会提出，每个季度对病人所用的监护设备进行有文件记录的电气安全检测。由此各类医疗机构尤其是通过联合认证委员会认证的医院开始开展以电气安全检测为主的质控检测和预防性维护工作。到 1979 年，美国已有 60% 的大中型医疗机构设置了临床工程部，截至 1985 年，该比例已达到 94%。

1999 年，美国医学研究所发布了一篇研究报告题目为 *To Err is Human: Building a Safe Health system*。该报告在调查了美国患者安全的基础上指出，美国每年有 9.8 万人死于医疗差错，而其中的 70% 本来是可以避免的。此后，美国医疗卫生机构认证联合委员会在对医院进行认证时，则非常注重考察医院是否建立了医院医疗器械质量控制和风险管理体系。经过各家医疗机构多年的不断实践总结，现在已经基本建立了完善的医疗器械风险管理体系，并全面开展了质控检测和维护，同时开始开展了基于循证的定期质控检测的策略优化。鉴于医疗器械在医疗机构的重要作用，各国紧随也陆续开展了医疗器械质控管理相关研究，并取得了一定成果。

一、国外医疗器械质量控制开展概况

绝大部分美国的医疗机构都需要通过医疗卫生机构认证联合委员会（Joint Commission on Accreditation of Healthcare Organizations，JCAHO）的认证，而在 JACHO 认证中，针对医疗器械的最核心条款是“制定检查、测试和维护医疗仪器的计划并在工作中实施，记录实施结果”。这表明，对医学装备开展检查测试和预防性维护（inspection & preventive maintenance，IPM）是美国临床工程部门最关键的职责，而美国临床医学工程师的工作职责则是负责医疗设备全生命周期的管理，即从规划评估、采购验收、维护维修到更新报废的全阶段。

面对数量众多的医疗器械和有限的人力资源这一矛盾，基于长期的医学装备管理经验，行业内的精英提出了多种基于风险评估的分类策略，以便临床医学工程师确定哪些医疗设备需要开展定期检查和预防性维护，并可根据风险高低来确定其维护周期。其中，有较大的影响力是芬尼科（Fennigkoh）与史密斯（Smith）于 1989 年提出的衡量医疗器械管理权重的设备管理号（equipment management number，EMN）：每一类医疗器械的 EMN 由该医疗器械的功能、应用相关的物理风险和维护的必要性三部分组成，医疗器械的周期可根据其 EMN 和自身的情况来确定。另一种分类策略则是由美国紧急医疗研究机构（Emergency Care Research Institute，ECRI）于 1995 年提出，其建议将医疗设备分为高风险、中风险和低风险，对应的维护周期分别为半年、1 年和 1 年以上。

目前，美国中大型医院和教学医院大多设有临床工程科来开展医疗设备的定期检查测试和预防性维护等工作；而中小型医院为了节约支出，通常采用 IPM 外包的方式，以符合美国国家医疗保险和医疗补助服务中心（Centers for Medicare and Medicaid Service，CMS）、美国国家卫生信息技术协调办公室（Office of the National Coordinator for Health Informatien Technology，ONC）、美国医疗卫生机构认证联合委员会（Joint Commission on Accreditation of Healthcare Organizations，JCAHO）以及美国医疗器械促进协会（Association for the Advancement of Medical Instrumentation，AAMI）等相关组织制定的标准和规定。

二、国内医疗器械质量控制开展概况

国内的医疗器械质控检测和预防性维护工作起步较晚。直到 20 世纪 90 年代，以北京宣武医院为代表的国内医疗机构才开始对影像设备等医学装备的质量检测进行尝试和探索。随着国际合作和交流的不断增多，国内医疗机构意识到了质控检测与预防性维护的重要性，并逐步开展医疗器械的质控检测和预防性维护等工作。以中国人民解放军总医院为代表的部队医院在推进军队医院医学装备安全质量检测方面做出的卓越贡献，科学制定了多种高风险医疗设备如呼吸机、麻醉机等的质控检测计划，被国内多家医院采用。

2010 年，卫生部监督管理司发布的《医疗器械临床使用安全管理规范（试行）》和《医疗器械监督管理条例》中都明确规定，医疗机构应开展质控检测和预防性维护活动，以保证在用医疗设备能够安全有效地为病人提供服务。但由于缺少技术人员等因素，目前我国临床医学工程师的工作仍以维修为主，以质控检测和预防性维护为辅。2014 年 7 月，在中华医学会医学工程学分会的牵头下，对全国 282 家三甲医院的医疗器械质量控制开展情况进行了调研。调查结果显示，72% 的三甲医院开展了定期的医疗设备质控检测和预防性维护工作，以电气安全检测为主，占 56.38%；其次是除颤仪能量检测、输液泵和呼吸机等风险程度高的医疗设备检测工作。但由于人员和检测设备的缺乏，开展质控检测与预防性维护工作的医疗设备覆盖范围很小，医疗机构对该项工作的重视程度也不高，在已开展 IPM 工作的医院中，医疗设备覆盖范围 <10% 的占 36.5%，而覆盖范围在 90% 以上的仅占 10.6%。三甲医院的情况尚且如此，可推想其他中小型医院的 IPM 工作开展情况会更严峻，即重维修轻维护现象普遍存在于各级医疗机构中。尽管近年来在各级临床工程协会和医学工程学会的大力推进及各级医学装备质控中心的努力下，广大的医学工程人员及医疗机构逐

步认识到 IPM 工作的必要性和重要性，但由于缺少统一的质控检测规范标准及专业的质控人员，IPM 的同质化程度还比较低，亟须建立规范化的质控体系。

第二节　质量控制体系概述

一、建设目的与意义

医疗器械的正常运行是确保医院工作正常进行的基础，我国已有相关法律法规要求。国家食品药品监督管理总局令第 18 号《医疗器械使用质量监督管理办法》和国家卫生健康委员会令第 8 号《医疗器械临床使用管理办法》中均对医疗机构开展医疗器械管理提出了系列要求，指出医疗机构对需要定期检查、检验、校准、保养、维护的医疗器械，应当按照产品说明书的要求进行检查、检验、校准、保养、维护并予以记录，及时进行分析、评估，确保医疗器械处于良好状态。实际上，为了保证医疗器械在临床能够安全有效地应用，不管是从临床工程专业角度考虑，还是从临床实际需求出发，医院医疗器械管理部门都必须要构建医疗器械质控管理体系，对所有医学装备的有效性和安全性进行系统管理。然而，目前有部分医疗器械产品的说明书上没有医疗器械质量控制的相关内容规定，这限制了对医疗器械安全性、有效性的评估和评价。因此，本章从理论、实践及医疗机构的实际情况出发，介绍了医疗器械通用质控检测和预防性维护规范模式，以及规范化的医疗器械质量控制体系的构建过程。

医疗器械质量控制体系的建立主要具有三方面意义：①为医疗机构和 OEM 提供切实可行的质量控制实施规范；②依托大数据，制定统一的检测项目和评估标准，为评价不同产地、不同品牌的同类型医疗设备的可靠性、稳定性、使用寿命等，打下坚实的基础；③建立标准化、规范化的医疗器械质控体系，对医疗设备全生命周期进行管理，以确保医疗设备安全有效运行，减少停机时间，并且保证设备运行结果准确，从而有力保障医疗工作的正常开展。

二、建设方案简介

结合国内医疗机构运行机制，基于医疗机构医疗设备质量控制检测情况的需求分析结果，从组织机构建设，人才队伍培养，临床使用培训，设备安装、验收、维护维修、不良事件管理、计量与质控、报废，维护质量规范的制订，信息化管理手段运用等方面入手，采用德尔菲法组织专家论证，建立一套基于“医工联体”的区域医疗器械质量控制体系，形成医学装备质量控制检测规范，并依托浙江省各层级医学装备质量控制管理中心与各层级医疗机构，开展应用示范并不断获取反馈完善体系。

第三节 质量控制体系标准化建设

为保证医疗器械的安全性和有效性，质量控制应贯穿医疗器械安装、调试、验收、应用等全生命周期，要按照特定的标准进行质量控制，以便各层级医疗机构医疗器械临床应用的同质化。创新售后服务体系的质量控制体系标准化建设方案具体包括组织机构建设、人才队伍培训、医疗器械安装验收、医疗器械临床应用、IPM 实施、计量检定、医疗器械维修维护质量控制、不良事件监测及报废评估等。

一、组织机构建设

2011 年卫生部颁布的《医疗卫生机构医学装备管理办法》中明确指出，二级及以上医疗机构和县级及以上其他卫生机构应当设置专门的医学装备管理部门，负责建立并完善医学装备管理、工作计量器具管理条例、不良事件报告制度、医疗设备及医用消耗品的库房管理条例等工作；负责医疗器械的购置、安装验收、质控、维护保养、维修、应用分析以及处置等全生命周期的管理，同时要配置专业的维修工程师，定期对医院医疗器械进行巡检、维护保养、计量质量检测等工作。

二、人才队伍培训

1. “医工联体”培训师队伍质控建设

“医工联体”对培训师开展医疗器械质量控制内容的 OEM 培训和质控体系的培训，加深其对质控体系的理解，并组织制作与更新标准化线上课件与习题。在此基础上，“医工联体”培训师依托创新售后服务培训体系开展线上线下与质控相关的培训活动，定期下基层或中心卫生院开展质控检测和预防性维护的培训工作等。

2. “医工联体”维修工程师队伍质控建设

“医工联体”对维修工程师开展医疗器械质量控制内容的 OEM 培训和质

控体系深度培训，使其能够独立开展医疗器械的质量控制工作；定期开展线上质控指导、分享质控实操视频以及组织线下质控操作演练等。

三、医疗器械安装验收

1. 安装场所要适宜

小型医疗设备，需参考设备安装条件，结合使用科室要求选择设备安装位置。大型医疗设备或特殊医学装备一般对安装场所有特殊要求，如楼层承重、防辐射等，需联系基建科、感染管理部等相关部门一起对使用场所进行评定。

2. 标准化验收流程

（1）商务验收：审查医疗器械的来源，审查厂商资质、代理商资质、医疗器械注册证有效性，按照合同签订的内容同临床科室一起对设备进行商务验收。

（2）技术验收：由厂家或代理商出具到货医疗器械的合格证明，由医疗器械管理部门对到货医疗器械进行性能检测及电气安全检测（可由安装单位出具相关检验合格技术报告），以完成技术验收。

（3）临床验收：由厂家工程师对临床医学工程师进行质控检测和预防性维护保养培训，培训内容包括医疗器械原理、常规维修保养等。随后，由厂家工程师或医疗机构工程师对临床使用科室进行日常使用培训，培训内容包括医疗器械的使用操作方法、日常保养、常规故障处理等。培训结束需对参加培训的医务人员进行考核，考核合格者才可操作该医疗器械。

四、医疗器械临床应用

医疗器械使用单位应当建立医疗器械使用前的质量检查制度。首先，应当按照产品说明书的有关要求进行检查，如开展自检和质控检测等。对于使用过程中需要使用试剂等消耗品的医疗设备，特别要注意消耗品的质量控制，需要核实：①试剂从出厂到医院的整个供应冷链是否都在试剂要求的温湿度范围内；②医院的冷库和试剂冰箱的保存情况是否符合产品要求；③使用的试剂是否在有效期内。只有医疗设备和试剂都合格，才能得到正确的检验结果。只有通过使用前质检，医疗器械才能正式在临床进行应用。

五、IPM 实施

1. IPM 概念

《医疗设备维护程序概论》是世界卫生组织在 2015 年完成修订的医疗器械

技术丛书中的重要一册,该书将医疗设备维护分为两大类:IPM 和 CM。其中,CM 是指维修维护(corrective maintenance),日常医学工程师领域讲的 PM 指的是预防性维护(preventive maintenance),而 IPM(inspection and preventive maintenance)则指的是检测(inspection)和预防性维护(preventive maintenance)两部分。

检测是指使用检测工具对医疗设备的各项指标进行检测或校准,保证其工作状态在允许范围内,确保仪器在医疗诊断与治疗中的质量。检测的目的是保证设备准确安全的运行,其具体内容包括性能检测和安全检测,性能检测针对是设备准确度性能(如除颤仪能量输出性能检测),安全检测针对患者和操作人员的使用安全性(如用电医疗设备的电气安全)。检测校准的项目包括电气安全性能检测和专用性能参数检测或校准。电气安全性能检测又包括保护接地电阻和漏电流。

预防性维护的目的是降低设备的故障率,延长设备的使用寿命,具体内容包括检查外观、清洁保养、检查或更换易损件、检查功能和安全检查。

(1)检查外观:包括检查仪器各旋钮、开关、接头、插座有无松动及错位,各种接线或管路的连接是否牢固等。

(2)清洁保养:包括清洁仪器表面、清洁内部电气部分、清洁与润滑机械部分、清洁通风口、清洁或更换过滤网、清洁散热风扇。

(3)检查或更换易损件:发现易损件(如后备电池)性能下降时要及时校准,无法通过校准恢复部件功能的则需立即更换;没有校准条件的可参照使用说明书中的指导,定期更换易损件。

(4)功能检查:检查自检功能、指示灯或指示器功能、显示屏功能、按键或旋钮操作功能、模拟操作功能、报警功能。

(5)安全检查:包括电气安全和机械安全检查。电气安全检查是指检查插头接触部位有无氧化或生锈,检查线缆、插头、连接器等有无老化破损,检查接地线是否牢靠;机械安全检查是指检查机架是否牢固、机械运转是否正常,各连接部件有无松动、脱落或破裂等现象。

2. 实施 IPM 的医疗器械清单的确定

现在每年都有大量的医疗器械被引进医院,据有关文献报道,医疗器械在医院总资产的占比不断增加,有些医院该比例已在 60% 以上。虽然不是所有的医疗器械都需要进行跟踪、检测和维护,但医疗器械数量众多且不断增加,而医疗机构临床工程技术人员数量偏少,导致没有足够的人力来完成相关工作。

因此，需要医疗机构根据自身的实际情况采用合理的风险管理策略，将全院的医疗设备进行风险等级的分类，并根据临床医学工程技术人员的配置情况和检测设备资源来决定哪些需要纳入 IPM 设备清单及 IPM 完成的目标值（如高风险设备 100%、中等风险 95%、低风险 93%）。通常可采用以下风险评估方法。

（1）ECRI 风险评估方法：ECRI 风险评估方法是依据设备对患者的伤害和康复的影响程度，将医疗设备分为高、中、低三个风险级别（见表 6.1）。

表 6.1 ECRI 风险评估的三个风险级别

风险级别	描述
高	生命支持、关键复苏、重症监护以及其他发生故障或误用时会对患者或医护人员造成严重伤害的设备
中	在误用、故障或缺失（如不能工作时无替代品可用）的情况下，会对患者造成显著影响，但不会引起直接严重伤害的设备，如许多诊断类仪器
低	故障或误用不会造成严重伤害的设备

（2）美国佛蒙特大学（University of Vermont，UVM）医疗设备综合风险评分系统：UVM 医疗设备综合风险评分系统是目前比较流行的一种风险评估方法，主要从临床功能、有形风险、问题避免概率、事故历史和制造商/监管部门的特殊要求五个维度来量化风险值，并根据医疗设备风险值的大小来确定 IPM 的频次（见表 6.2）。

表 6.2 UVM 医疗设备综合风险评分表

评分维度	评分标准	权重	分数
临床功能	不接触患者	1	
	设备可能直接接触患者但不起关键作用	2	
	设备用于患者疾病诊断或直接监护	3	
	设备用于直接为患者提供治疗设备	4	
	用于生命支持	5	
有形风险	设备故障不会造成风险	1	
	设备故障会导致低风险	2	
	设备故障会导致治疗失误、诊断错误或对患者的状态监护失效	3	
	设备故障会导致患者或者使用者的严重损伤乃至死亡	4	

续表

评分维度	评分标准	权重	分数
问题避免概率	维护和检查不会影响设备的可靠性	1	
	常见设备故障类型是不可预计的或者不是非常容易预计的	2	
	常见设备故障类型不易预计,但设备历史记录表明是技术指标测试中经常检测到的问题	3	
	常见设备故障类型可以预计并且可通过预防性维护避免	4	
	具体的规则或制造商的要求决定了预防性维护或测试	5	
事故历史	没有显著的事故历史	1	
	存在显著的事故历史	2	
制造商/管理部门的特殊要求	没有要求	1	
	有独立于数值评级制度的测试要求	2	
总分			

UVM 医疗设备综合风险评分总分在 13 分以上的医疗设备,被定义为需要每半年进行一次测试;总分在 9～12 分的,被定义为需要每年进行一次测试;总分在 8 分以下的,不需要进行年度测试,或者可两年进行一次测试,其频率取决于临床应用的情况。

注意麻醉机推荐每年进行三次 IPM 工作测试。根据美国血库协会或美国病理学家协会的规定,血液运送设备,如血库冰箱,可能需要每年接受四次测试。

(3)EMN 评价法:EMN 评价法通过综合考虑各类别医疗设备的功能、应用相关的物理风险、维护必要性以及设备事件历史来获得设备管理 EMN(见表 6.3),该方法的计算方程为:

$$EMN = 功能 + 应用 + 维护 + 历史$$

世界卫生组织编撰的《医疗设备维护程序概论》中建议 EMN > 12 的设备需要进行质量检测和预防性维护,并可根据分值确定检测频率。建议每个医疗机构根据 EMN 和自身情况确定维护周期。

表 6.3 EMN 评价方法

评分准则	类别	子类	数值
设备功能	治疗	生命支持	10
		手术和重症治疗	9
		物理治疗	8
	诊断	手术与重症监护	7
		其他生理监测与诊断	6
	分析	实验分析	5
		实验辅助	4
		计算机及相关分析	3
	其他	患者相关或其他	2
应用相关的物理风险	-	潜在的病人死亡	5
		潜在的病人或操作员受伤	4
		不恰当的治疗或误诊	3
		设备损害	2
		没有显著识别的风险	1
维护必要性	-	广泛:所需常规校正和部件更换	5
		高于平均	4
		平均:性能验证和安全测试	3
		低于平均	2
		最小:视觉检查	1
设备事件历史	-	重要:每 6 个月有 1 次以上	+2
		中等:每 6 ~ 9 个月 1 次	+1
		平均:每 9 ~ 18 个月 1 次	0
		最小:每 18 ~ 30 个月 1 次	-1
		不重要:在过去 30 个月不到 1 次	-2

3. IPM 计划制定

(1)制定依据

①目标类医疗设备相关的国家法律或法规要求。

②目标类医疗设备的国家标准、行业标准、国际标准等,尤其是强制性的

标准。

③目标类医疗设备的计量检定规程。

④企业制造标准或产品技术手册。

⑤目标类医疗设备的质控检测和预防性维护方法。

⑥工程师根据医疗设备的工作原理及特殊性能做出的合理评估。

实际 IPM 计划的制定还需要结合医疗机构的实际情况做适当调整。

(2)内容组成

规范的 IPM 计划应包括医疗器械名称、参考依据、检测设备要求、检测项目及要求和检测周期等五部分内容。面向具体医疗器械时,这些内容可以用规范性文件或者图表进行详细描述。

下面以除颤仪为例详细介绍 IPM 计划的组成。

①设备名称可参考医疗器械注册证产品名称一栏,也可用行业通用名表述,如“除颤仪”。

②参考依据是制定医疗设备质控检测和预防性维护规范的原则指导,参考前文 IPM 计划制定依据执行。如除颤仪的参考依据有《医用电气设备 第 1 部分:安全通用要求》(GB 9706.1—2007)、《医用电气设备 第 2 ~4 部分:心脏除颤器安全专用要求》(GB 9706.8—2009)、《医用电气设备 医用电气设备周期性测试和修理后测试》(YY/T 0841—2011)《医用电气设备 医用脉搏血氧仪设备基本安全和主要性能专用要求》(YY 0784—2010)、《心脏除颤器校准规范》(JJF 1149—2014)、《心电监护仪检定规程》(JJG 760—2003)以及产品说明书。

③检测设备要求是指针对某种特定医疗器械的既定检测项目进行检测所需要用到的检测设备的说明。如除颤仪检测所需的检测设备有电气安全测试仪、除颤仪能量分析仪、生命体征模拟器、电池性能测试仪等。

④检测项目及要求包括外观及功能性检查、电气安全检测、校准项目、维护保养等,各检测项目均有相应的标准要求和限值范围,如表 6.4 详细展示了除颤仪质控检测与预防性维护的具体内容。

表 6.4　除颤仪质控评估表

<table>
<tr><td>单位名称</td><td></td><td>部门:</td><td>电话:</td><td>联系人:</td></tr>
<tr><td>品牌</td><td></td><td>型号:</td><td colspan="2">序号:</td></tr>
<tr><td>项目</td><td>检测内容</td><td>技术要求</td><td>适用情况 *</td><td>检测结果</td></tr>
<tr><td rowspan="6">外观及功能性检查</td><td>说明书或操作卡检查</td><td>要求完整齐备</td><td>□适用
□不适用</td><td>□通过
□不通过</td></tr>
<tr><td>外观检查</td><td>要求完好无损</td><td>□适用
□不适用</td><td>□通过
□不通过</td></tr>
<tr><td>标签标识检查</td><td>要求清晰完整</td><td>□适用
□不适用</td><td>□通过
□不通过</td></tr>
<tr><td>显示功能检查</td><td>要求清晰完好</td><td>□适用
□不适用</td><td>□通过
□不通过</td></tr>
<tr><td>同步除颤功能检查</td><td>要求功能完好</td><td>□适用
□不适用</td><td>□通过
□不通过</td></tr>
<tr><td>报警功能检查</td><td>要求功能完好</td><td>□适用
□不适用</td><td>□通过
□不通过</td></tr>
<tr><td>电气安全检测</td><td>□医疗机构检测
□生产企业检测</td><td>要求符合标准混</td><td>□适用
□不适用</td><td>□通过
□不通过</td></tr>
<tr><td rowspan="6">校准项目</td><td>能量输出(J)</td><td>± 15% 或 ± 4J(取其中较大者)</td><td>□适用
□不适用</td><td>□通过
□不通过</td></tr>
<tr><td>充电时间(S)</td><td>≤20</td><td>□适用
□不适用</td><td>□通过
□不通过</td></tr>
<tr><td>心率检测(bpm)</td><td>± 5%</td><td>□适用
□不适用</td><td>□通过
□不通过</td></tr>
<tr><td>血氧饱和度监测(%)</td><td>± 2%</td><td>□适用
□不适用</td><td>□通过
□不通过</td></tr>
<tr><td>无创血压检测(mmHg)</td><td>± 10mmHg</td><td>□适用
□不适用</td><td>□通过
□不通过</td></tr>
<tr><td>呼吸频率检测(bpm)</td><td>± 2</td><td>□适用
□不适用</td><td>□通过
□不通过</td></tr>
<tr><td rowspan="2">维护保养</td><td rowspan="2">电池维护</td><td>检测</td><td>□适用
□不适用</td><td>□通过
□不通过</td></tr>
<tr><td>更换</td><td>□适用
□不适用</td><td>□通过
□不通过</td></tr>
<tr><td>其他</td><td></td><td></td><td></td><td></td></tr>
<tr><td>检测结论</td><td>□合格
□不合格</td><td colspan="3">备注:</td></tr>
<tr><td colspan="5">检测人签字:检测日期:审核人签字:</td></tr>
</table>

注:此表一般用于评价被测设备合格与否,全部项目检测结果通过则检测结果判定为合格;否则判定为不合格。* 适用情况说明:根据具体的品牌、规格型号进行选择。

ⅰ. 外观及功能性检查:包括说明书或操作卡检查、外观检查(如外壳、电源线、电极板、心电导联线等)、各类标签标识检查(如计量标签、预防性维护标签等)以及功能检查。在制定功能检查项目类内容时,应凝练同类医疗器械功能相同或类似的检查内容。针对不同品牌的同类医疗器械,除通用的功能检查内容外,也应根据特定产品的特点进行个性化功能检查内容的编制。

ⅱ. 电气安全检测:根据有源医疗设备的电气安全分类,医用电气设备通常可分为Ⅰ类B、Ⅰ类BF、Ⅰ类CF、Ⅱ类B、Ⅱ类BF、Ⅱ类CF等,不同类别的安全限值不同。因此,医疗器械电气安全检测项目的内容应根据设备标签、产品说明书或产品注册要求首先确定产品的电气安全类别。鉴于医疗器械应用场景和生产环境的区别,对于电气安全检测项目的参考值,医疗机构可以参考行业标准《医用电气设备 医用电气设备周期性测试和修理后测试》(YY/T 0841—2011),如表6.5所示;而生产企业应该采用国家标准《医用电气设备 第1部分:安全通用要求》(GB 9706.1—2007)所规定的参考值,如表6.6所示。

表6.5 适用于医疗机构医用电气设备的电气安全性能检测表

<table>
<tr><td colspan="3">品牌:</td><td>型号:</td><td colspan="2">序号:</td></tr>
<tr><td>项目</td><td colspan="2">检测内容</td><td>适用情况*</td><td>测试值</td><td>参考值</td></tr>
<tr><td rowspan="4">电气安全检测</td><td colspan="2">保护接地电阻(mΩ)</td><td>□适用
□不适用</td><td></td><td><300[1]</td></tr>
<tr><td rowspan="2">设备漏电流(μA)</td><td>Ⅰ类CF</td><td>□适用
□不适用</td><td></td><td><1000[2]</td></tr>
<tr><td>Ⅱ类CF</td><td>□适用
□不适用</td><td></td><td><500[2]</td></tr>
<tr><td colspan="2">应用部分漏电流(μA)</td><td>□适用
□不适用</td><td></td><td><100[3]</td></tr>
<tr><td colspan="6">注:
1)该参考值依照YY/T0841—2011标准保护接地电阻限值确定(包含了可拆卸电源线)。
2)该参考值依照YY/T0841—2011标准替代法漏电流容许值确定。
3)该参考值依照GB 9706.8—2009标准应用部分漏电流容许值确定。
*适用情况说明:根据具体的品牌、规格型号进行选择。</td></tr>
</table>

表6.6　适用于生产企业医用电气设备的电气安全性能检测表

品牌：		型号：	序号：	
项目	检测内容	适用情况 *	测试值	参考值
电气安全检测	保护接地电阻(mΩ)	□适用 □不适用		<200[1)]
	对地漏电流(μA)	□适用 □不适用		<1000[2)]
	外壳漏电流(μA)	□适用 □不适用		<500[2)]
	应用部分漏电流(μA)	□适用 □不适用		<100[3)]

注：
1)该参考值依照 YY/T0841—2011 标准保护接地电阻限值确定(包含了可拆卸电源线)。
2)该参考值依照 YY/T0841—2011 标准替代法漏电流容许值确定。
3)该参考值依照 GB 9706.8—2009 标准应用部分漏电流容许值确定。
*适用情况说明:根据具体的品牌、规格型号进行选择。

ⅲ.校准项目:医疗器械的质控检测项目是医疗器械质控检测最核心的内容。在制定校准项目内容时,需要从相关的国家标准、行业标准中遴选出能反映该类产品主要性能的通用指标。一般可以参考该类医疗器械的计量检定规程内容来确定通用检测项目,也可以在通用检测项目的基础上增加一些个性化的检测内容,以满足不同设备的检测需求。不同的校准项目可能需要针对一个测量序列获取多个检测值,这些检测值应尽可能均匀分布,并涵盖整个测量范围;每个检测值都需要特定的技术要求来评判该医疗器械是否需要校正或维修。需要注意的是,每个检测项目都必须设定值正常范围,超出这个范围则必须校正或维修。该范围的制定必须以各种法规、标准、计量检定规程等为依据,可结合临床实践进行适当微调。鉴于该范围是判断医疗器械工作正常与否的标准,因此一定要认真、仔细、严谨地进行设定。表6.7是除颤仪必须开展的校准项目的具体规程及正常范围参考。

表 6.7 除颤仪通用校准表

品牌:		型号:		序号:	
项目	检测内容	适用情况 *	设定值	参考值	测试值
校准项目	能量输出(J)	□适用 □不适用	2	0.00 ~ 6.00	
			10	6.00 ~ 14.00	
			50	43.48 ~ 58.82	
			100	86.96 ~ 117.65	
			150	130.43 ~ 176.47	
			200	173.91 ~ 235.29	
			250	217.40 ~ 294.11	
			300	260.87 ~ 352.94	
			360	313.05 ~ 423.52	
	心率检测(bpm)	□适用 □不适用	30	27.5 ~ 32.5	
			60	56 ~ 64	
			90	84.5 ~ 95.5	
			120	113 ~ 127	
			150	141.5 ~ 158.5	
			180	170 ~ 190	
	充电时间(S)	□适用 □不适用	/	≤20	

* 适用情况说明:根据具体的品牌、规格型号进行选择。

ⅳ.维护保养项目:主要指对医疗器械使用过程中的易损易耗部件进行定期保养或更换,及对医学装备进行定期清洁和润滑,尤其要关注各种过滤网和电池的定期清洗或更换,如除颤仪的电池。

ⅴ.其他项目:可包含不同品牌同类设备的个性化检测项目(见表 6.8)和相关维护保养内容。

表 6.8　除颤仪个性化校准项目

品牌：		型号：		序号：	
项目	检测内容	适用情况 *	设定值	测试值	参考值
校准项目	血氧饱和度监测(%)	□适用 □不适用	100		98 ~ 100
			98		96 ~ 100
			90		88 ~ 92
			88		86 ~ 90
			80		78 ~ 82
			78		76 ~ 80
	无创血压检测(mmHg)	□适用 □不适用	180/130(147)		170 ~ 190/120 ~ 140 (137 ~ 157)
			150/105(120)		140 ~ 160/95 ~ 115 (110 ~ 130)
			120/80(93)		110 ~ 130/70 ~ 90 (83 ~ 103)
			90/55(67)		80 ~ 100/45 ~ 65 (57 ~ 77)
			60/30(40)		50 ~ 70/20 ~ 40 (30 ~ 50)
	呼吸频率检测(bpm)	□适用 □不适用	90		88 ~ 92
			75		73 ~ 77
			60		58 ~ 62
			45		43 ~ 47
			30		28 ~ 32
			15		13 ~ 17

* 适用情况说明：根据具体的品牌、规格型号进行选择。

⑤医疗器械的质控检测与预防性维护周期项目也应根据标准、规程和说明书的要求来制定。同时，强烈建议医疗机构在具体实施过程中根据医疗器械的功能、电气安全等级、故障危害、使用环境、使用频率、历史数据、医疗事故历史等进行优化，以提高临床医学工程人员的工作效率，节约人力、财力的投入。以除颤仪为例，其质控检测与 PM 周期如表 6.9 所示。

表 6.9 除颤仪质控检测与预防性维护周期

项目	子项目	建议周期
外观及功能性检查		每半年一次
电气安全检测		每半年一次
校准项目		每半年一次
维护保养	电池性能检测	每半年一次
	铅酸电池更换	每一年
	锂电池更换	每三年

(3)实施过程

医疗器械的 IPM 实施过程(见图 6.1),具体实施时可分为以下几步。

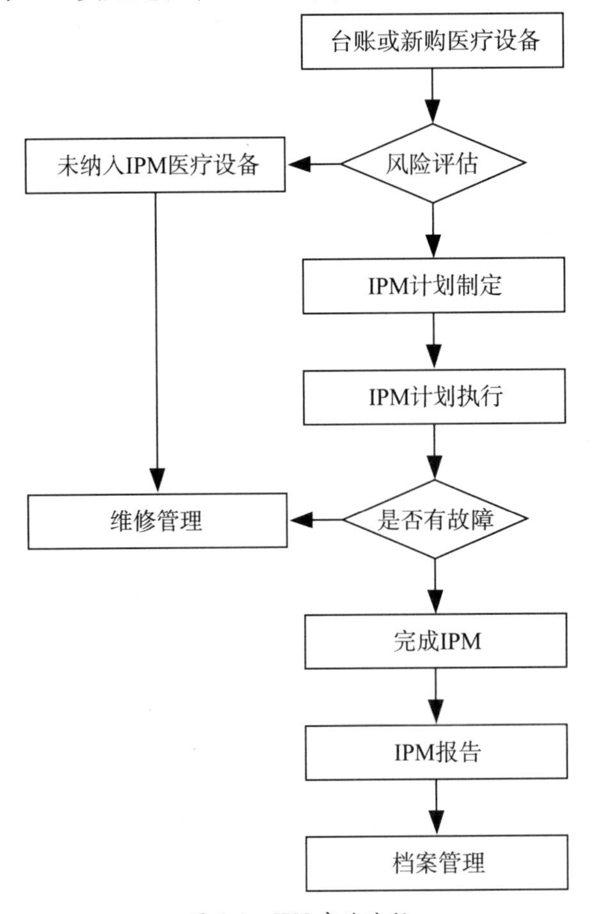

图 6.1 IPM 实施流程

①IPM 设备清单及计划制定后，通常由医疗机构的临床医学工程师和医疗设备操作人员来合作开展 IPM 工作，也可以请“医联体”或“医共体”牵头单位的工程师；如需要做 IPM 的设备购买了保修，也可以选择请 OEM 或 ISO 工程师。医疗器械的日常维护和保养一般由设备操作人员完成，其周期性维护则一般由院内或院外的临床工程专业技术人员完成。从事 IPM 活动的人员应当经过培训并获得资质认可。培训主办方可以是学会、协会、厂家、有资质的第三方、国家计量单位及医院内部等，也可依托本团队构建的创新售后服务体系的培训体系开展培训。

②开展 IPM 所需要的检测设备应当准确可靠，需要定期将相关检测设备送到有检定或校准资质的国家级或省市级计量检定机构进行检定和校正，只有检定合格或通过校准的检测设备才能用于开展 IPM 工作。如确实无法找到相应的检定机构，则可将相关设备送至原厂校准。经过检定或校准的设备应当在校准证书或报告的有效期内使用。

③综上，临床工程技术人员应利用合格的检测设备，依据科学合理的计划，开展医疗器械 IPM 工作。IPM 实施完成后，若被检测装备各项指标和安全性能都符合 IPM 的要求，则可以在其合适位置粘贴院内统一的预防性维护标签，标签上需有 IPM 实施人员签名、实施日期和下次实施日期，并及时将 IPM 数据录入医疗器械信息管理系统形成报告并归档；若被检测装备部分性能指标和安全性不符合 IPM 的要求，则需要将该设备纳入待维修医疗器械，维修完成后还需重新执行 IPM。

(4) IPM 的评估

医疗机构医疗器械管理部门应每年度对 IPM 工作进行评估、总结和改进。首先，应收集 IPM 各项监控指标并分析其完成情况，如完成率、及时率、工时情况等，根据分析结果决定是否需要调整下一年度的目标值。其次，要对 IPM 结果中的异常情况和 IPM 清单设备中维修次数最多的几类设备开展故障原因的分析和总结，进而细化 IPM 计划的相关内容，以延长设备使用时间、降低故障发生频次。此外，开展 IPM 的周期评估也是一项必要且重要的工作，目前通常采用较为简单的主观方法来评估（见表 6.10）。在大数据时代背景下，建议医疗器械管理部门充分利用已经积累的标准化、规范化的 IPM 数据开展分析、建模等工作，以评估和优化 IPM 周期、预测医学装备的使用寿命，为决策制定提供数据支持，从而促进医疗机构临床工程学科的发展和临床医学工程师队伍的建设，助力医疗器械科学管理。

表 6.10 IPM 的周期评估方法

序号	执行 IPM 的设备状态	IPM 周期评估结果
1	设备总是良好的,定标无需调整	过高
2	设备无需清洁,部件连接旋钮紧固,无需润滑等	
3	需要略微调整,但不影响设备使用	有效
4	需要一些清洁润滑和紧固工作	
5	用户对设备的操作没有抱怨	
6	设备维修次数未增多	
7	总要调整定标,否则影响设备使用效果	过低
8	许多部件很脏,需要较多时间清洁、润滑或紧固	
9	用户经常抱怨设备使用和性能	
10	维修次数增加或未执行 IPM 前相比未减少	

六、计量检定

诊疗质量与医疗器械的准确性和人员操作的正确性密不可分。医学计量检定工作作为医学装备准确性、有效性的可靠保障,对医疗机构加强医疗器械管理、保障医疗服务安全性尤为重要。计量是对量的定性分析和确认过程,是实现量值传递和统一的活动。计量检定是医学装备质量控制的重要组成部分,主动的量值溯源和测量过程控制是医疗器械质量控制体系建设的重要目标。

医疗机构应建立医用工作计量器具管理体系,以《中华人民共和国计量法》(下面简称《计量法》)与《中华人民共和国计量法实施细则》的要求为依据,以《中华人民共和国强制检定的工作计量器具目录》中所列的医疗器械作为计量范围,根据法定计量检定机构的要求逐条逐项地开展医用工作计量器具的强制检定工作。具体开展计量检定工作时,由分管院长总体领导,由医学工程部门负责组织实施,由各科室计量管理员具体负责本科室计量器具的管理、使用和保养工作。本书中所述质控体系计量检定部分主要包含计量器具入院及院内管理要求建议、计量检定证书管理、计量器具周期检定工作实施、计量器具临床应用及维护保养、计量专管员工作职责以及计量事故处理等内容。

1. 计量器具入院及院内管理要求

(1)采购入院:医用工作计量器具统一由医疗机构专门的采购部门实施采购,如医学工程部门或采购中心;计量器具必须具有 CMC 标志或具有国家承认的合格证，无证不得购入。

（2）入库建档：计量器具入库时，要审查计量器具的型号、规格、精密等级、测量范围、计量性能等，以保证其计量性能符合要求；对验收合格的强制性计量器具，应由临床工程科计量专管员按国务院颁布的《强制检定的工作计量器具目录》送定点计量机构检定，检定合格后方可登记建档。

（3）日常管理：医学工程部门按照《计量法》的要求和有关规定，统一管理全院的计量工作；要建立全院统一的强制检定计量器具信息化台账，保管好相关检定证书；属于强制检定的计量器具应由专人（如计量专管员）负责管理与协调；任何计量器具的流转，须经计量专管员同意，并办理流转手续后方可流转，任何部门不得私自转借。

（4）定期或随机检定：加强与法定计量检定机构的业务联系，做好强制检定计量器具的周期检定工作；医疗机构应不定期开展对在用计量器具的随机抽检工作，禁止使用检定超期或不合格的计量器具。

（5）报废：对于计量不合格又无法修复的计量器具，须由维修技术人员根据检定结果签字证明，并报计量专管员清档清号后，方可报废。

（6）违规处理：对违反计量管理要求的行为，上报医疗机构奖惩委员会，作相应处理。

2. 计量检定证书管理

（1）医学工程部门计量专管员负责收集整理计量器具的检定或校准证书。

（2）计量器具的检定或校准证书至少保留两年；两年以内的证书可由临床医学工程部门保存，超过两年的建议移交医疗机构档案管理部门统一归档。

3. 计量器具周期检定工作实施

（1）医用工作计量器具的周期检定（简称“周检”）工作由当地技术监督机构管辖，医疗机构每年应按规定定期向当地计量技术检测机构申请周检。

（2）医用工作计量器具周检一般实行现场检定，由医疗机构医学工程部门统一组织，各科室计量管理员负责搜集本部门待检计量器具并准时送至院内指定的检定地点。

（3）强制性计量器具均须经计量检定合格后在周检合格期内使用；未到检定周期但已损坏的医用工作计量器具，经修复后由医学工程部门负责集中送检。

（4）新购置的强制性医用工作计量器具须经检定合格后，才可投入使用。

4. 计量器具临床应用及维护保养

(1)各部门应指定专人担任计量管理员,并对本科室在用的计量器具建档,并妥善保管。

(2)医学工程部门要组织各科室开展计量器具的使用培训,保证实际操作人员掌握正确的使用方法,明确有关注意事项,严格按照操作规程使用,严禁胡乱调拨计量器具;精密贵重的计量器具必须张贴操作规程。

(3)使用时如发现器具失准,使用人员应及时与责任工程师取得联系,并协助其送交有关部门进行修理和检定。

(4)精密贵重计量器具必须落实专人定期维护保养,维护保养的实施必须按规程进行,以保证器具量值的准确性。

(5)任何部门或个人严禁使用无合格证或失准的计量器具。

5. 计量专管员工作职责

(1)医学工程部门应指定专人担任计量专管员,在科主任的领导下全面负责本单位的计量管理工作。

(2)计量专管员应熟知医用工作计量器具相关的国家法规标准,熟悉管理范围,并负责落实和改进本单位计量器具相关制度。

(3)计量专管员负责医用工作计量器具的建档立案及周检工作,负责协调使用部门的送检,保障周期检定的按时、按量完成。

(4)医用工作计量器具出现问题时,计量专管员须及时向主管部门主任汇报,并负责联系上报管理部门。

(5)计量专管员需掌握医用工作计量器具的流转动向,及时对报废的医用工作计量器具进行清档清号处理。

6. 计量事故处理

在医疗服务过程中,因医疗器具的准确度或其他计量问题可能会引起医疗纠纷和医疗事故。如发生此类问题,一般按以下方法处理。

(1)处理计量纠纷时,首先要查清事实、分明是非、明确责任,在相互谅解的基础上解决问题。

(2)处理计量纠纷的方式主要有仲裁检定和计量调解两种:

①仲裁检定是指由县级以上技术监督局用计量基准或者社会公用计量标准所进行的、以仲裁为目的的计量检定与测试活动。仲裁检定可以由县级以上技术监督局直接受理,也可以由有资质的计量检定机构受理。

②计量调解是由县级以上技术监督局对计量纠纷双方进行的调解。根据

计量纠纷的特殊情况，计量调解一般应在仲裁检定后进行。

（3）计量事故情节严重并引起医疗事故的，按照国家相关法律处理，应及时保护现场，以便有关人员前来查找事故发生原因并记录。

（4）计量事故如系人为因素引起，一般应给予当事人相应的处理；如系管理不善引起，应分析原因，并制定相应的补救措施，以防类似事件再次发生。

七、医疗器械维修维护质量控制

1. 医疗器械维修管理

医疗器械的维修是指设备发生故障或损坏后，恢复设备的物理完整性、安全性和性能的过程，也被称为修复性维护，属于被动维护活动。医疗器械维修和维护的目的均为保障医疗场所内医疗器械的安全、可靠，同时延长使用寿命，降低医疗器械的使用成本。医疗器械进入临床使用后，即使定期开展日常维护工作，也会不可避免地发生问题或故障，需要对其进行问题排查和故障维修，使其恢复正常工作。医疗器械的维修模式通常有医院临床工程人员（in-house）维修、OEM 维修和 ISO 维修三种，根据创新售后服务体系，还可基于“医联体”“医共体”“医工联体”开展体系内维修工程师互助维修。医疗机构的医疗器械维修通常采用上述前三种方式结合的模式。

医疗器械的维修和维护既是医疗机构医学工程部门的基础性工作，也是一项核心工作。随着医疗设备的复杂度和集成度不断增加，以及其他各种条件的局限，医院临床工程人员的维修和维护范围受到限制，OEM 维修维护、ISO 维修维护、体系内维修工程师互助维修维护可以作为医疗机构自主维修维护工作的有效补充。这时，医疗机构临床工程人员除快速对一般故障进行维修及进行日常维护外，还能够对 OEM、ISO 的维修维护服务起到监督作用，并能够加强维修维护的成本控制。

2. 维修维护工作的质量评价

开展医疗器械维修维护工作的主要目的是合理地确定维修维护任务和时机，提高维修维护质量和效率，减少维修维护的成本消耗，改进维修维护的方式方法，并提高维修维护管理水平。维修维护工作的质量评价可以从以下几个方面来展开。

（1）时效性

医疗器械维修维护工作的时效性是指在单位时间内对医疗器械进行维修维护后达到的效能。维修响应时间是影响维修质量的一项重要因素，它反映了维修人员的工作态度和服务意识。实际维修所需时间包括诊断故障时间、维修配件等待时间、配件更换或修复时间。诊断故障所需时间与设备类型、故障本身难度有关,也与工程技术人员的技术水平息息相关。维修配件等待时间则反映了供应保障水平的高低、制度流程的优劣以及行政效率的高低。工程技术人员是维修效率高低的决定性因素,需要有合理的制度进行管理,以提高工程师的维修技术水平,并提升其服务意识和响应速度。

(2)维修配件的来源和兼容性

医疗器械维修配件能否及时供应直接影响维修时间,进而影响相关医疗服务的开展。目前的维修配件来源有原厂和非原厂,包括性能相同或相近的替代品或二手配件等。维修配件的供应来源以及兼容程度对医疗器械性能的影响很大,原厂配件兼容性好、质量可靠、性能稳定,但价格昂贵;非原厂配件则具有价格优势,但在实际应用时需要在维修后对整机性能做评估,确保更换配件与设备的兼容性。

(3)维修成本评价

维修成本主要包括配件费用和维修劳务费用,是医疗器械运行成本的重要组成,也是成本效益考核的重要依据。一方面医疗机构需要控制维修成本,避免过度维修造成的浪费;另一方面医疗机构也需要避免为节约维修成本而使用廉价但不符合要求的非原厂配件或者让医疗器械“带病”运行。这就要求临床医学工程部门合理有效地控制维修成本,加强维修各环节的管理。

维修成本评价不应只看成本支出,同时也应考虑维修费用占医疗器械原值和折旧值的比例,并适当结合医疗器械的产值、使用年限、故障率高低等因素进行综合分析。

(4)记录管理

医疗器械的维修维护记录管理是医学装备管理的重要内容,能够为工程技术人员提供参考案例、常见故障及维护操作指导等帮助,助其快速开展维修维护工作。同时,对维修维护记录进行分类统计,可以得到特定医疗器械的稳定性、维修成本、完好率、响应速度等评价结果,为医疗器械采购、维保合同谈判等工作提供客观的评价数据。此外,维修记录也是医疗器械维修类论文及持续改进项目的重要资料来源,能够促进临床医学工程学科建设及科研发展。因此,工程师应在医疗器械维修维护工作完成后及时将报告或记录录入至医疗器械信息管理系统进行信息化归档管理,并定期对报告或记录进行分析评价。

维修维护记录的内容通常应包括医疗器械的名称、型号、编号/序列号等基本信息,以及维修的工作内容、故障现象、故障原因、配件信息、结果、时间和费用等维修信息。

(5)满意度评价

满意度评价是用一定的数值或级别来描述临床使用医疗器械的科室对维修维护服务的满意程度。通过对维修维护服务进行打分并统计分析,可以发现服务问题、找到服务短板、了解用户需求,从而有针对性地调整流程和制度以改善服务内容、提升服务水平。满意度评价主要依赖于使用科室的主观评价,受到较多因素影响,波动较大,可引入响应速度、维修费用控制、维修总耗时等客观评价指标,以更好地评价维修维护服务。

3. 持续质量改进

依据医疗器械维修维护记录及满意度评价开展分析,能够找到日常工作中在医疗器械维修维护方面的不足。针对这些不足开展持续改进项目,能够降低医疗器械故障发生率、节约维修维护成本,并让医疗器械更加安全有效的为病人和医务人员服务。

例如,人为故障是造成医疗设备故障的最主要因素之一,通过分析人为故障发生的原因(如操作不够熟练、未完全掌握医疗器械的用途及性能、配件摆放不合理、维护保养不规范等),开展定期分析回顾及持续质量改进,从而建立健全岗位培训制度和操作规程,可以有效降低因操作不当引起的医疗器械故障发生率。

4. 工程师安全防护

目前,绝大部分的医疗器械都是以电为驱动能源。因此,工程师在开展日常工作时,首先要注意电气安全,维修前应确保设备已切断电源,通过悬挂指示牌等方法锁定电源,保证医疗器械维修完成前不会意外通电。

部分医疗器械在维修时可能发生特殊危险,需要注意并做好预防措施。如磁共振成像设备带有强磁场,进入磁场区域需注意不要携带磁性物体;维修压力消毒设备或其他压力装置时,泄压后方能进行维修操作;激光设备维修需要避免激光照射到人体,尤其是眼睛;化疗药物和其他来源的化学危害需要进行有针对性地防护;需注意放射放疗核医学设备及相关区域的辐射安全;检验科设备及相关区域的生物危害需提前处理等。维修安全不能掉以轻心,即使是常见的液氮也有发生冻伤的风险。因此,应开展周期性的安全培训以保障工程技术人员在维修中的安全。

此外,临床医学工程师还存在感染风险。因此,在进入隔离区域之前需要询问医护人员,征得同意再进入,以免交叉感染。如果需对疑似污染的医疗器械进行维修，则首先应对医疗器械做必要的清洁、消毒。需要注意的是，即使表面没有明显污渍，医疗器械也有可能在使用过程中，因病人接触、病人体液残留而遭受污染。因此，临床送修的医疗器械必须做好相应的清洁、消毒后再维修。开展常规维修工作时，建议戴手套；由于检验科设备会接触大量病人血液、尿液、粪便等，所以在维修检验科设备时，必须戴手套、口罩，并穿工作服。其他有液体飞溅风险的医疗器械进行维修时，还应戴护目镜。

八、不良事件监测

与医疗器械不良事件及使用安全事件监测相关的法律法规包括《医疗器械监督管理条例》（国务院令第 739 号）、《医疗器械不良事件监测和再评价管理办法》（国家市场监督管理总局令第 1 号）、《医疗器械临床使用管理办法》（国家卫生健康委员会令第 8 号）、《医疗机构医用耗材管理办法（试行）》（国卫医发〔2019〕43 号）、《医疗器械使用质量监督管理办法》（国家食品药品监督管理总局令第 18 号）等（见图 6.2）。

2020 年 12 月 22 日，国务院常务会议通过《医疗器械监督管理条例（修订草案）》，该草案对不良事件监测做了更详细的规定。医疗器械不良事件监测和再评价管理办法》《医疗器械临床使用管理办法》分别对医疗器械不良事件、使用安全事件作了进一步的解释及规定。

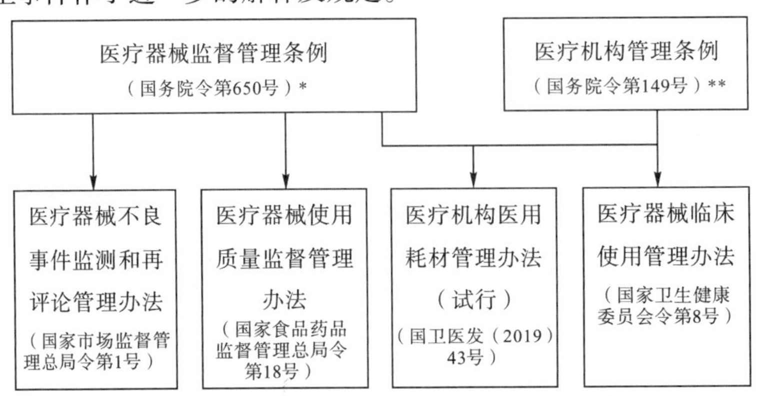

图 6.2 与医疗器械相关的法律法规

* 国务院令第 680 号已做部分修订，且新的修订草案已通过 2020 年 12 月 22 日的国务院常务会议；** 国务院令第 666 号已做部分修订。

1. 不良事件监测

根据《医疗器械不良事件监测和再评价管理办法》（国家市场监督管理总局令第 1 号）规定，医疗器械不良事件，是指已上市的医疗器械，在正常使用情况下发生的，导致或者可能导致人体伤害的各种有害事件。医疗器械不良事件监测，是指对医疗器械不良事件的收集、报告、调查、分析、评价和控制的过程。根据《医疗器械风险管理对医疗器械的应用》（YY/T 0316—2016/ISO 14971：2007 更正版），风险（risk）的定义为：伤害发生的概率和该伤害的严重程度的组合。医疗器械获批准上市，只能说明根据上市前评价研究结果，其已知风险和已知效益相比是一个风险可接受的产品，但相对于整个产品的生命周期和使用范围来说，这仅仅是产品风险评价的阶段性结论。一些发生率较低的长期效应或者已知风险的实际发生频次或程度，只有在产品投入市场、大量人群长期使用后才可能逐渐被发现或认识。医疗器械不良事件的监测与再评价，是为了发现医疗器械上市后应用过程中的风险，经评价分析掌握新的安全有效信息，采取合理和必要的应对措施，从而有效防止、避免或减少类似不良事件的重复发生、增大医疗器械的效益、提高医疗器械使用的安全性和有效性、促进产品的更新和企业的发展、保障公众的身体健康和生命安全。健全医疗器械上市后的风险管理体系和报告制度，确保医疗器械的安全有效，对于保障人民的生命安全有重要的意义。

根据《医疗器械不良事件监测和再评价管理办法》第十六条规定，医疗器械经营企业、使用单位应当履行下列主要义务：

（一）建立本单位医疗器械不良事件监测工作制度，医疗机构还应当将医疗器械不良事件监测纳入医疗机构质量安全管理重点工作；

（二）配备与其经营或者使用规模相适应的机构或者人员从事医疗器械不良事件监测相关工作；

（三）收集医疗器械不良事件，及时向持有人报告，并按照要求向监测机构报告；

（四）配合持有人对医疗器械不良事件的调查、评价和医疗器械再评价工作；

（五）配合药品监督管理部门和监测机构组织开展的不良事件调查。

医疗机构内的医疗器械不良事件监测一般是在医疗器械安全管理委员会领导下、由医疗器械管理部门或质量管理部门负责，安排专人负责不良事件监测的全过程管理，建立由临床使用者、临床医学工程师、器械供应链管理人员、质量管理人员等组成的工作小组，具体负责不良事件的上报、调查、分析、处理等。报告医疗器械不良事件应当遵循可疑即报的原则，并根据事件等级在规定时间内及时向上级管理机构或部门报告。医疗机构可采取一些奖励措施，提高工作人员的报告积极性。

当发生(可疑)医疗器械不良事件时,应当及时做好应急处理。

医护人员一旦发现可疑医疗器械不良事件,应及时采取下列处理措施:排除威胁患者安全的威胁因素,尽量降低对患者的伤害,并防止进一步伤害,及时保存证据,仔细记录器械名称、规格型号、批号等相关信息,必要时采取封存、拍照或摄像等措施;做好医患沟通,有医疗纠纷风险的事件及时向医务科通报情况;及时报告管理部门。

管理部门接到医疗器械不良事件报告后,应尽快组织调查,初步判断原因,并记录不良事件发生时间、患者伤害情况以及医疗器械的相关信息包括器械名称、规格型号、使用方式方法、合并使用器械情况、治疗处理方式和转归情况等。对于疑似器械质量问题导致的不良事件,由管理部门收回和封存该器械,并联系供应商协调解决。

2. 使用安全事件监测

根据《医疗器械临床使用管理办法》规定,医疗器械使用安全事件,是指医疗机构及其医务人员在诊疗活动中,因医疗器械使用行为存在过错,造成患者人身损害的事件。《医疗器械临床使用管理办法》要求,二级以上医疗机构应当设立医疗器械临床使用管理委员会;其他医疗机构应当根据本机构实际情况,配备负责医疗器械临床使用管理的专(兼)职人员。医疗器械临床使用管理委员会由本机构负责医疗管理、质量控制、医院感染管理、医学工程、信息等工作的相关职能部门负责人以及相关临床、医技等科室负责人组成,负责指导和监督本机构医疗器械临床使用行为,日常管理工作依托本机构的相关部门负责。医疗机构应当对医疗器械使用安全事件进行收集、分析、评价及控制,遵循可疑即报的原则,及时报告。

医疗机构应当根据《医疗器械临床使用管理办法》的要求,严格落实医疗器械的使用安全事件监测工作。

医疗器械使用安全事件与医疗器械不良事件有差异——两者关注的对象不同。使用安全事件强调的是使用者的行为,不良事件监测的则是在正常使用情况下发生的事件,强调的是器械本身的问题。

对于医疗器械使用安全事件,可通过制定标准操作规程、加强使用培训等方式尽可能避免发生。常见引起使用安全事件的原因有:①超过生产厂商规定的使用期限(有效质保期)或重复使用一次性器械;②错误使用,如操作程序或方法不符合生产厂的规定,或使用不合法生产厂家的产品、无证产品等。

经过梳理以往发生的医疗器械使用安全事件案例,医疗机构使用医疗器械时，应当注意：

（1）要经常检查医疗设备电源线，保证电源线完好无损，未被金属重物压、夹或折绕。

（2）使用医疗设备时，应先插电源插头后打开设备开关；使用完成后，应先关掉设备开关再拔电源插头；在插拔插头时，要用手握住插头绝缘体部分，不要拉住电源线使劲拔。

（3）严格按照操作规程使用。

（4）设备运行中，若发现有异味或冒烟，如无法判明原因，应立即断电，停机检查修理，并挂上“禁用”的标牌。

（5）禁止在设备的上方放置液态物质和存在安全隐患的物件，也不能用湿抹布擦拭设备屏幕。

（6）设备在使用过程中应确保稳定放置，否则易发生碰倒或拉倒设备的情况，导致对病人或医护人员造成伤害。

（7）医疗设备如心电监护仪、电子血压计等的配件，当外皮或保护层损坏时容易导致测量准确度降低，建议及时更换原装配件。

（8）标示有“转运”的医疗设备（如转运呼吸机、转运监护仪、转运微泵等）都必须配有电池，并需要定期检测电池性能，保证电池始终处于良好的工作状态。

（9）定期检查科室存放的医疗器械的有效期，确保在有效期内使用。

九、报废评估

1. 报废评估概述

《医疗器械监督管理条例》（国务院令第739号）第五十二条规定，发现使用的医疗器械存在安全隐患的，医疗器械使用单位应当立即停止使用，并通知医疗器械注册人、备案人或者其他负责产品质量的机构进行检修；经检修仍不能达到使用安全标准的医疗器械，不得继续使用。第五十五条规定，医疗器械经营企业、使用单位不得经营、使用未依法注册或者备案、无合格证明文件以及过期、失效、淘汰的医疗器械。

由此可见，医疗机构应及时报废过期、失效、淘汰及检验不合格的产品。过期有明确的判断标准，失效、淘汰、检验不合格都需要专业技术人员判断，暂无统一的标准。

各医院针对医疗设备的报废都应当制定报废制度和流程，确保医疗设备的报废工作科学合理。医疗设备报废评估对保障临床使用质量与安全,避免资源浪费有重要意义。报废原因可分为自然原因、人为原因、环境原因及其他原因。

自然原因,指的是设备达到国家规定或者厂家规定使用年限,由于结构老化导致性能不稳定且技术参数落后,经临床工程技术人员或其他专业技术人员进行技术鉴定后认为无继续使用或者改造使用价值。

人为原因,指的是设备使用科室人员在操作过程中不遵守操作规范,对设备造成了损害而无法修复;设备由于保养不当或未及时保养造成设备损坏而无法修复。

环境原因,指的是部分设备对环境条件如温度、湿度、电压稳定程度等有特定要求,而设备存放或者使用的环境不满足造成设备过度损伤或损坏而无法维修。

其他原因还有如设备因技术结构等原因被国家禁止使用;属于计量强制检定的设备且计量检定不合格;设备出现故障但无法获得维修配件;设备维护成本过高,经济效益低等。

多数情况下,报废评估依赖专业人员的技术鉴定,对人员的水平要求较高,因此在实际操作过程中存在难题。例如:①因技术鉴定不严格使得本可以低价维修好的设备提前报废造成资源浪费;②设备虽然已经超过使用年限,但是由于预防性维护保养得当,仍可正常稳定工作,若对其报废,则是对医院固有资产资源的浪费。

因此,医疗机构应当安排专业人员负责报废评估,并利用医疗设备的历史维护维修、质量控制检测的数据进行判断。在可靠性理论中,威布尔模型是被广泛应用的一种模型,大多数电子、机械设备的寿命都可以认为符合威布尔分布,通过收集某类医疗设备预防性维护数据、报废时运行状态数据以及维护数据(包括周期、次数、价格等),结合威布尔模型,可以得到此类设备的寿命周期数学模型,从而可以分析出此类设备寿命及预防性维护周期等,数据越多,数学模型越准确,实现通过数据分析为医疗设备全生命周期管理提供依据,从而可以实现科学化管理医疗设备维护及报废。

2. 医疗器械报废流程建议

通常来讲,医疗器械的报废应由使用科室提出申请,在申请报告中写明申请报废原因,再由医疗器械管理部门如医学工程部专业技术工程师进行技术鉴定,给出报废意见或建议,随后由各级医疗器械主管部门进行审批。

由于临床使用科室缺乏医疗器械原理、构造及维修等相关知识,所以其报废理由一般为使用年限长、设备性能指标下降等主观原因。而临床医学工程师由于长期负责相关科室的医疗器械维修维护工作,熟悉该装备的使用年限、使用状况、维修维护等情况,对于该医疗器械能否继续安全有效地工作可以给出专业意见或建议。因此,技术鉴定已成为医疗器械报废程序中最重要的环节。

创新售后服务体系质控体系研究制定的医疗器械报废流程建议如下。

(1)评估时工程师应调取该医疗器械历年的性能检测数据进行进展趋势分析,并和同类器械的行业标准进行比较,若性能指标趋于不达标临界值,或已经不达标且无法维修,或维修成本超过50%的,可直接考虑报废。

(2)调取该医疗器械历年的安全指标,若有不合格且无法维修,或维修成本超过50%的,可直接考虑报废。

(3)旧型号医疗器械使用时限长、结构老化、技术性能落后、精度落后等,影响临床使用及判断的,应予以报废。

(4)医疗器械虽未超过使用年限,但故障频发,合计维修价格过高,或者单次维修价格过高,导致其效益过低的,应予以报废。

(5)医疗器械超过使用年限,故障率高,性能参数经检测或计量不符合规定,无法保证安全、有效、稳定工作的,应予以报废。

在报废医疗器械的后续处理中,应该考虑器械的再利用价值。对于已报废器械,可以将其性能良好的配件留存,以供后续工作进行同类型器械的维修维护使用。需注意,报废后的医疗设备应根据相关规定,移交当地政府的国有资产管理部门处置。医学工程部门不得擅自处理已经办理报废手续的医疗器械。

第四节 质量控制体系应用示范

创新售后服务体系质量控制体系重点开展体系规范的研究,尤其是IPM内容的规范化研究。为了保证医疗器械在基层医疗机构的使用质量与安全,基于产品说明书及厂家提供的维护保养、质量控制手册,结合同类产品质量控制检测方法,针对多种医疗器械分别研究制定IPM方案,并形成系列规范文件、《医疗设备质控检测与预防性维护专家共识》等,同时将IPM实施过程拍摄并制作成视频文件(见图6.3),方便基层医疗机构工程师学习。

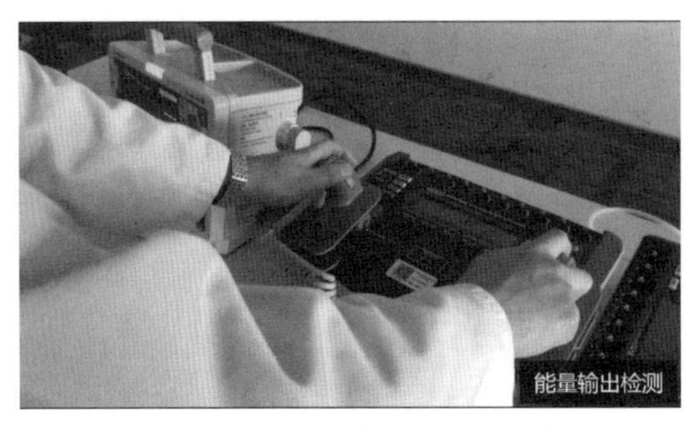

图 6.3 除颤仪能量输出检测操作视频示意

其应用示范与维护管理体系类似，主要依托“医工联体”服务网络开展相关示范推广。具体来讲，质控体系形成的规范、共识、操作视频等均通过创新售后服务体系信息化平台开放共享，供各层级医疗机构工程师学习交流。线下则通过“省级引领性示范-县市级跟随示范-基层落地示范”的方式进行质控体系的推广应用。同时，借助培训体系和“医工联体”培训师，组织开展下基层质控体系培训；借助各层级医学装备质控中心和“医工联体”维修工程师，组织开展下基层质控帮扶活动——双管齐下，为基层医疗机构培养医疗器械质控专业人才，并与下沉专家一起，为基层医疗机构的医疗器械质控同质化、规范化做贡献。

第五节　小　结

质控体系的建设是医疗器械管理工作最重要的内容，贯穿于医疗器械整个生命周期。质控体系不仅可以降低设备停机时间与故障率，还能够提高医疗机构的工作效率；对长期质控过程中收集到的大量数据进行整理、统计与分析，可以优化质控方案，为医疗器械的采购政策提供数据支持，为创造安全、有效的医疗环境提供坚实的保障。本章详述了创新售后服务体系质控体系的具体内容，包括组织机构建设、人才队伍培养、IPM、使用质控、维修质控、设备报废等，通过研究并构建规范化的质量控制体系，并开展线上线下应用示范，可以全面指导基层医疗机构开展医疗器械管理与质量控制工作，从而提升其医疗器械管理能力，促进其医疗器械同质化应用，进而改善医疗服务与售后服务情况。

第七章 示范点建设

基于"医工联体"的创新售后服务体系构建完成后,还需在示范区域内试运行,一方面验证其有效性和适用性,另一方面不断发现问题,以完善体系内容,为更广泛地推广应用奠定基础。该体系是"十三五"国家重点研发计划项目——基于医疗"互联网+"的国产创新医疗设备应用示范的支撑之一,首要解决国产医疗器械企业售后服务能力不足,基层医疗机构售后服务不可及的问题。因此,示范点的建设主要包括两个方面:明确示范区域内医疗机构的构成及角色定位;明确应用示范的国产医疗设备种类并在各示范点完成配置。本章主要围绕以上两个方面、以项目实施为例,介绍示范点建设的过程与成效。

第一节 示范点建设基本情况

创新售后服务体系示范区域内的医疗机构包含省、市、县及县级以下四个层级。省级或市级医疗机构分别作为省级或市级示范中心,首先配置并示范应用国产医疗器械,完善示范应用医疗器械的培训、维护和质控等售后服务相关的资料制作与体系建设,搭载创新售后服务体系信息平台,将示范应用国产医疗器械的售后服务推送至县级及以下医疗机构,促进基层售后服务能力提升。

第二节 国产微创手术医疗器械配置

外科技术朝着微创方向发展,微创手术医疗器械的优劣在一定程度上影响着外科技术水平,甚至是手术的有效性和安全性。因此,医疗机构需要配置质优的微创手术医疗器械。另一方面，微创技术在基层的普及推广，受限于人才缺乏与医疗器械价格高昂。除了加强人才培养，协助基层医疗机构合理配置医疗器械及降低维护成本是解决微创技术在基层普及推广难的有效方案。质优且价格相对低的微创手术国产医疗器械成为推动微创技术在基层普及应用的利器。在“十三五”国家重点研发计划项目《基于医疗“互联网 +”的国产创新医疗设备应用示范》项目实施中，针对微创手术类医疗设备，研究形成了以微创手术器械为核心，依托适于基层的临床新技术解决方案，以省级引领性配置及应用示范、市级带动配置及应用示范，以宣教培训为重点，以“双下沉，两提升”为抓手，推动微创国产优秀医疗器械在基层落地应用的推广应用模式。

通过基层实地调研和问卷基线调查等方式，重点调研浙江省内基层医疗机构的设备配置情况、微创手术开展情况、医师人才队伍建设情况、医疗机构信息系统和网络化建设情况等，为构建微创手术新配置解决方案提供数据基础。

以省市级医疗机构引领性应用示范，多次开展微创外科国产医疗器械，如国产高清腹腔镜、国产创新医疗器械、国产肝脏三维重建和手术导航系统等的使用评估和评价，通过组织专家论证，形成适用于基层医疗机构的肝切除、肺段切除及肝胆管结石微创手术三种国产医疗设备新配置建议方案(见表7.1)。

表7.1 微创手术用国产医疗器械配置总体清单

序号	设备名称	备注
1	内窥镜摄像系统	手术图像采集、显示、传输及存储
2	腹腔镜超声	腹腔镜超声技术结合了术中超声和腹腔镜，弥补了腹腔镜的局限性
3	微创手术国产器械	持针钳、双关节止血钳、哈巴狗钳、小直角分离钳、微型分离钳、肝脏拉钩、胸腔止血钳、胸腔组织钳、心脏手术剪等
4	直线切割闭合器	用于术中切割和结扎血管、气管
5	微波消融治疗系统	包括微波消融针，在影像定位引导下，将微波消融针经皮穿刺置于肿瘤中，释放微波能量，使肿瘤病灶因高温而瞬间凝固灭活，从而达到摧毁肿瘤的目的
6	3D精准手术规划分析系统	利用计算机图形学和图像处理技术，将原始的DICOM文件进行分割、配准、三维绘制，构建出人体组织器官的三维几何模型，为临床提供立体、直观、可视的三维医学影像
7	国产数字化三维重建及术前规划软件系统	术前评估、手术计划及术后验证，提高治疗疗效，减少手术风险，降低患者二次治疗的风险，实现经验医学向三维、量化、数字化的精准医学的转化，帮助年轻医生快速掌握介入治疗技术

一、用于肝切除微创手术的新配置建议方案

基于微创手术国产医疗器械总体配置建议清单，根据肝切除微创手术特点，通过适用、评估及专家论证，形成针对肝切除微创手术的国产医疗器械配置建议方案（见表7.2），供医疗机构尤其基层医疗机构配置参考。

表7.2　用于肝切除微创手术的创新国产医疗设备新配置建议方案

序号	产品名称	备注	配置数量建议
1	内窥镜摄像系统	手术图像采集、显示、传输及存储	1套
2	射频超声刀	组织分离、脏切割、管凝闭	1把
3	肝脏评估和治疗计划辅助系统	术前肝脏三维重建和手术规划	1套
4	Liver Circle（自主研发）	肝门阻断和牵引，下腔静脉阻断	1个
5	定制持针钳	腔镜缝合；精细头型	1把
6	双关节止血钳	下腔静脉分离和阻断	2把
7	哈巴狗钳	血管阻断	2把
8	小直角分离钳	肝静脉和glisson蒂分离；定制头型	1把
9	复合吸引器	吸引、电凝和冲洗	1个
10	微型分离钳	组织分离	1把
11	肝脏拉钩	肝静脉和glisson蒂分离；定制头型、角度	1把

二、用于肺段切除微创手术的新配置建议方案

基于微创手术国产医疗器械总体配置建议清单，根据肺段切除微创手术特点，通过试用、评估及专家论证，形成针对肺段切除微创手术的国产医疗器械配置建议方案（见表7.3），供医疗机构尤其基层医疗机构配置参考。

表7.3　肺段切除微创手术的创新国产医疗设备新配置建议方案

序号	产品名称	备注	配置数量建议
1	内窥镜摄像系统	手术图像采集、显示、传输及存储	1套
2	直线切割闭合器	用于术中切割结扎血管，气管	1把
3	微创手术国产器械	用于术中牵拉暴露手术部位、游离血管，气管，清扫淋巴结等	20把
4	国产数字化三维重建及术前规划软件系统	为手术提供术前及术中指导	1套

三、用于肝胆管结石微创手术的新配置建议方案

基于微创手术国产医疗器械总体配置建议清单，根据肝胆管结石微创手术特点，通过试用、评估及专家论证，形成针对肝胆管结石微创手术的国产医疗器械配置建议方案（见表7.4），供医疗机构尤其基层医疗机构配置参考。

表7.4　肝胆管结石微创手术的创新国产医疗设备配置建议方案

序号	产品名称	备注	配置数量建议
1	内窥镜摄像系统	手术图像采集、显示、传输及存储	1套
2	射频超声刀	组织分离、脏切割、管凝闭	1把
3	肝脏评估和治疗计划辅助系统	术前肝脏和胆管结石三维重建和手术规划	1套
4	定制持针钳	腔镜缝合；精细头型	1把
5	双关节止血钳	下腔静脉分离和阻断	2把
6	哈巴狗钳	血管阻断	2把
7	小直角分离钳	肝静脉和glisson蒂分离；定制头型	1把
8	复合吸引器	吸引、电凝和冲洗	1个
9	微型分离钳	组织分离	1把
10	肝脏拉钩	肝静脉和glisson蒂分离；定制头型	1把

第三节　国产影像类医疗设备配置

医学影像技术是现代医疗的重要支撑，是辅助临床诊断和治疗不可或缺的技术手段。影像医疗设备成像质量的优劣程度在一定程度上决定了疾病诊断结果的准确性，而术中使用的影像设备的优劣甚至可能影响手术的成功率。

长期以来，影像设备被国外企业垄断，而经过“十二五”“十三五”期间国家的大力推动，国产影像医疗设备产业迅猛发展，中低端产品已相对成熟，在高端产品领域也不断取得突破。国产创新医疗影像设备性能、质量和功能的不断提升，为促进中高端影像设备在基层的普及创造条件。此外，在“分级诊疗”和“资源下沉”等新医改政策推动下，基层医疗机构患者数量呈不断增长趋势，对医疗设备的数量和质量需求也不断增加。在这个背景下，如何推广优秀的国产创新医疗影像设备，尤其推广至基层医疗机构，且保证其能够用得好，成为目前

需要思考和解决的问题。

在“十三五”国家重点研发计划项目《基于医疗“互联网+”的国产创新医疗设备应用示范》项目实施中，针对以上问题，研究形成了基于国产影像类医疗设备的推广应用模式，即借助浙江省针对国产大型医用设备配置相关的政策优势，依托浙江省国产医疗设备应用推广中心，建立省市级医疗机构应用示范基地，以省级引领性配置及应用示范、市级带动配置及应用示范，以宣教培训为抓手，保障国产创新影像医疗设备在基层临床使用效果同质化的推广应用模式。

构建不同层级医疗机构的配置方案是首要解决的问题。通过对浙江省优势影像设备生产企业的实地调研和前期试用，确定以国产某品牌16排CT为核心，配置系列影像设备。进一步，通过对省内各级医疗机构的专业人才配置、患者数量、不同区域常见多发病等因素进行前期调研，兼顾公立医院、民营医院、第三方独立影像中心等不同性质医疗机构的实际需求，通过调研数据综合分析、文献查询和专家咨询，设计基于国产创新医疗影像设备、适用于基层医疗机构诊疗需求的医学影像中心的基本配置建议方案(见表7.5)。

表7.5 国产影像类医疗设备基本配置建议方案

序号	产品名称	备注
1	16排CT	适用于急诊、门诊、病房以及临床科研的全方位应用
2	PET/CT	PET-CT是指PET和CT两种技术的结合。CT是电子计算机X射线断层扫描技术的简称，PET的原理是放射造影技术，是目前唯一可以在活体上显示生物分子代谢、受体及神经介质活动的影像技术
3	1.5T磁共振	适用于神经、血管、腹部、盆腔、乳腺、肿瘤、四肢骨科关节等临床应用
4	多普勒超声诊断仪	适用于腹部、小器官、心血管、妇产等临床应用
5	移动DR	可以在曝光几秒钟后快速获取摄影图像并确认，省去了传统洗片和IP板信息读取等繁杂程序，图像可现场处理、实现网络传输、打印，高效快捷、更加直接

不同层级医疗机构的具体配置建议方案有所不同。本小节主要介绍省级、市级、县级及以下医疗机构的国产影像类医疗设备的基本配置建议方案。

一、省级示范中心设备配置建议方案

为了有效引领示范国产影像类医疗设备，基于表7.6所示的国产影像类医疗设备基本配置建议方案，结合设备的具体技术参数要求，形成省级示范中心的影像类医疗设备配置建议方案。

1. 国产1.5T磁共振1台

(1)配置头颅、腹部、脊柱、膝关节、肩关节相控阵线圈,线圈通道数≥4;配置相控阵柔软、通用型线圈。

(2)除常规序列以外,配置头颅弥散成像序列、头颅磁敏感成像序列、头颅三维增强序列、头颅血管成像序列、肝脏动态增强序列等。

(3)具有并行采集和重建功能。

(4)配置常规后处理功能,可以完成包括MIP、MinIP、MPR等在内的基本三维重建,以及弥散系数ADC值等功能性定量,具备DICOM打印功能。

2. 国产16排螺旋CT 1台

(1)机架选择速度≥0.5s,球管最大电压≥140kV。

(2)球管热容量≥5M。

(3)具有迭代重建功能。

(4)配置CT专用后处理工作站,可以完成包括MIP、MinIP、MPR等在内的基本三维重建,具备DICOM打印功能。

3. DR机1台(可代替进口机型)

(1)单板以上。

(2)配置检查床,可完成立位、卧位的检查。

4. 乳腺DR 1台(可代替进口机型)

(1)DR板分辨率在100μm以下。

(2)配置乳腺专用显示屏(5M)用于诊断。

(3)配置乳腺专用后处理工作站。

二、市级示范中心设备配置建议方案

为了有效带动示范国产影像类医疗设备,基于表7.6所示的国产影像类医疗设备基本配置建议方案和省级示范中心配置建议方案,结合设备的具体技术参数要求,形成市级示范中心的影像类医疗设备配置建议方案。

1. 国产1.5T磁共振机1台(可代替进口机型):功能配置不少于省级中心国产机型。

2. 国产16排螺旋CT机1台:机型配置软硬件与省级中心配置相同。

3. 国产DR机1台:机型配置软硬件与省级中心配置相同。

4. 国产乳腺 DR 1 台:机型配置软硬件与省级中心配置相同。

三、县级示范中心设备配置建议方案

针对县级医疗机构,基于表 7.6 所示的国产影像类医疗设备基本配置建议方案和省级示范中心配置建议方案,结合设备的具体技术参数要求,形成影像类医疗设备配置建议方案。

1. 可选国产 1.5T 磁共振机 1 台:机型配置软硬件与省级中心配置相同。

2. 可选国产 16 排螺旋 CT 机 1 台:机型配置软硬件与省级中心配置相同。

3. 国产 DR 机 1 台:机型配置软硬件与省级中心配置相同。

4. 国产乳腺 DR 1 台:机型配置软硬件与省级中心配置相同。

注:国产 1.5T 磁共振和国产 16 排螺旋 CT 至少配置其中一种。

四、县级以下示范中心设备配置建议方案

针对县级以下医疗机构,基于表 7.6 所示的国产影像类医疗设备基本配置建议方案和省级示范中心配置建议方案,结合设备的具体技术参数要求,形成影像类医疗设备配置建议方案。

1. 可选国产 1.5T 磁共振机 1 台:机型配置软硬件与省级中心配置相同。

2. 可选国产 16 排螺旋 CT 机 1 台:机型配置软硬件与省级中心配置相同。

3. 可选国产 DR 机 1 台:机型配置软硬件与省级中心配置相同。

4. 可选国产乳腺 DR 1 台:机型配置软硬件与省级中心配置相同。

注:以上四种设备至少配置一种。

第四节　国产病理医疗设备配置

由于病理专业人员数量少和病理医疗设备的使用率低等实际问题,病理医疗设备一般配置在县级以上医疗机构,在县级医疗机构少见,在县级以下医疗机构几乎没有。目前,医疗机构的病理医疗设备主要以进口为主,主要原因是国外病理医疗器械产业起步早,技术先进且稳定,行业认可度高,且病理设备属于市场易饱和、更替周期长、推广难的医疗设备类型。因此,尽管近年来涌现了一批优秀的国产病理设备,但目前的国产病理类设备市场覆盖率和认可度仍然不足。针对以上人才“软实力”和设备“硬实力”不足,以及病理设备使用率低的问题,借助医疗“互联网 +”技术以及先进的数字化病理设备,开展远程病理

诊断业务,是优化人才和物资源配置的有效手段,同时是推进病理设备国产化进程,实现进口替代的有效措施。"十三五"国家重点研发计划项目《基于医疗"互联网+"的国产创新医疗设备应用示范》项目组针对病理类设备,研究形成了通过省级引领性配置及应用示范、县市级带动配置及应用示范,省质控中心技术保障,以宣教培训为抓手,以远程病理服务平台为支撑推动国产优秀病理医疗设备在基层临床使用效果同质化的应用推广模式。

遴选优秀的国产医疗设备,构建不同层级医疗机构的配置建议方案是首要解决的问题。省级医疗机构引领性配置与技术支持是推动病理类国产创新医疗设备在基层落地配置和应用质量保障的前提。通过在省级医疗机构、区域病理中心开展引领性示范,开展广泛调研、评估评价及组织专家论证,研究形成了以数字病理切片扫描仪为核心的、适宜不同层次病理科的国产病理设备配置解决方案。具体地,通过对浙江省优势国产数字病理切片扫描设备及其他一系列病理设备(如生物显微镜、切片机、展片机、包埋盒打号机、玻片打号机等)生产企业的实地调研和试用,参照国家病理科建设指南和规范化操作流程,结合各分中心实际情况,设计基于国产创新医疗病理设备,适用于基层医疗机构诊疗需求的区域病理诊断中心医疗设备配置建议方案(见表7.6)。研究并建立第三方区域病理中心模式下的医疗服务各提供方的病理设备配置建议方案与相应的分配机制,通过调试适应基层医疗机构病理科病理全流程规范化管理。

表7.6 面向远程病理数字化诊断的国产医疗设备配置建议清单

序号	设备名称	备注
1	数字病理扫描仪	以病理切片数字化为基础,实现病理资源的远程共享,并利用医疗图像处理技术、大数据技术、云计算技术,实现病理的智能化辅助诊断
2	摊烤片机	适用于组织病理学、临床等对动植物和人体的组织切片进行摊片、烤片
3	包埋机	对动植物或人体的标本经脱水浸蜡后进行组织蜡块包埋,以供切片后作组织学诊断或研究
4	石蜡切片机	可广泛满足于医院科室、医学院校、科研实验室、动植物检验检疫、司法鉴定等部门的病理学和组织学常规切片使用
5	自动盖片机	用于将玻璃盖片安装在载有样品的显微镜载片上
6	生物显微镜	用来观察生物切片、生物细胞、细菌以及活体组织培养、流质沉淀等

续表

序号	设备名称	备注
7	脱水机	可对人体、动物等组织标本进行脱水处理
8	染色机	广泛应用于医院、高校、科研院所、第三方检测中心、工业领域等病理实验室进行自动染色
9	包埋盒打号机	适用于各级临床医院的病理科取材包埋时记号等组织形态学实验室组织包埋记号时使用

第五节 小 结

构建良好的示范网络是促进基层医疗服务能力提升、国产医疗器械普及，形成长效机制的基石。不同层级示范中心的遴选与建设关系到应用示范的成效，建设前需要考虑示范区域的服务需求、示范中心的特色、政策制度环境等。不同层级示范中心承担不同的职责，相互独立但又密切相关。省级示范中心引领性示范应用国产医疗器械，一方面提供应用培训，另一方面开展国产和进口医疗器械的对比评价，助力国产医疗器械产品的质量提升。县市级示范中心带动性示范应用，辐射至区域内基层医疗机构。省、县市不同层级示范中心紧密联系，通过教学培训、技术支持、服务支持，实现国产医疗设备在基层医疗机构的同质化使用和管理，推进优质国产医疗设备在基层的普及应用。

第八章

应用示范评价

第一节　创新售后服务体系应用示范评价

对应用示范效果进行评价是有必要的，一方面是可以评判创新售后服务体系优劣性，另一方面有助于发现问题并促进体系的优化与完善。基于“医工联体”的创新售后服务体系在示范区域内应用示范成效评价的方式建议包括线上课程考核评价、专家评价、个人用户评价及单位用户评价等示范前、示范中、示范后的评价，可依托学会、协会、区域医疗设备管理质量控制中心等组织机构以调查问卷、线上评分、邮件咨询、现场咨询等形式实施评价及获取意见反馈。以“十三五”国家重点研发计划课题《国产医疗设备应用示范创新售后服务体系研究》为例，该课题通过组织专家讨论制定了专家评价表、个人用户评价表、单位用户应用证明表等文件(见表 8.1 ~8.3)，并依托浙江省国产医疗设备应用推广中心、浙江省医师协会临床工程师分会、浙江省医疗设备管理质量控制中心及区域医疗设备质量控制管理中心等组织机构，通过纸质或线上调查问卷、现场咨询等方式收集了系列创新售后服务体系应用示范的评分结果及意见。基于评价数据，采用科学的统计方法，分析创新售后服务体系的应用示范成效及发现值得改进的点。

表 8.1　专家评价表

填表人(签名):　　　　　　填写日期:

一、基本信息

年龄	周岁	职称	□正高　□副高　□中级　□初级及以下
工作年限	年	单位/科室	
手机长号		电子邮箱	

二、对创新售后服务体系(包括培训体系、质控体系、维护管理体系)的总体评价

1. 您知悉创新售后服务体系的途径?(多选)

A. 学会/协会　B. 平台网站(科技网站、微信公众号)　C. 朋友/同事

D. 会议　E. 其他

2. 请您对创新售后服务体系建设及应用示范情况进行评价

序号	项目	释义	分值	得分
1	框架完整性	结构、内容的完整程度	10 分	
2	科学性	是指概念、原理、定义和论证等内容的叙述是否清楚、确切、属实、任务以及图标、数据、公式、符号、单位、专业术语和参考文献写得是否准确或者前后是否一致等	10 分	
3	创新性	前人从未提出过的或没完全解决的,预期有新的发现和新的发明	10 分	
4	基层适宜性	是否容易被基层医疗机构所接受并使用	10 分	
5	可操作性	是指事情或项目在具体实施前及过程中的组织管理程序、方法在运用起来是否好用,是否流畅,以至于最后行动实施得下去。	10 分	
6	可复制性	是指某一知识或事物可以一直重复、模仿	10 分	
7	学科建设促进作用	对学科建设贡献的大小,满分表示有极大贡献	10 分	
8	人才培养促进作用	对个人综合能力提升的作用大小,满分表示有极大作用	10 分	
9	医疗器械全生命周期管理的促进作用	对提升医疗机构医疗器械全生命周期管理能力的作用程度,满分表示有极大作用	10 分	
10	国产医疗设备应用推广作用	对国产医疗设备品牌影响、医疗机构的购买意愿提升的作用程度,满分表示有极大作用	10 分	
总计				

3. 您的其他宝贵意见

表 8.2 个人用户评价表

填表人(签名)： 填写日期：

一、基本信息

年龄	周岁	职称	□正高 □副高 □中级 □初级及以下
工作年限	年	单位\科室	
手机长号		电子邮箱	

二、对创新售后服务体系(包括培训体系、质控体系、维护管理体系)的总体评价

1. 您知悉创新售后服务体系的途径?(多选)

A. 学会/协会 B. 平台网站(科技网站、微信公众号) C. 朋友/同事

D. 会议 E. 其他

2. 请您对创新售后服务体系建设及应用示范情况进行评价

序号	项目	释义	分值	得分
1	框架完整性	结构、内容的完整程度	10 分	
2	科学性	是指概念、原理、定义和论证等内容的叙述是否清楚、确切、属实、任务以及图标、数据、公式、符号、单位、专业术语和参考文献写得是否准确或者前后是否一致等	10 分	
3	创新性	前人从未提出过的或没完全解决的,预期有新的发现和新的发明	10 分	
4	基层适宜性	是否容易被基层医疗机构所接受并使用	10 分	
5	可操作性	是指事情或项目在具体实施前及过程中的组织管理程序、方法在运用起来是否好用,是否流畅,以至于最后行动实施得下去。	10 分	
6	可复制性	是指某一知识或事物可以一直重复、模仿	10 分	
7	学科建设促进作用	对学科建设贡献的大小,满分表示有极大贡献	10 分	
8	人才培养促进作用	对个人综合能力提升的作用大小,满分表示有极大作用	10 分	
9	医疗器械全生命周期管理的促进作用	对提升医疗机构医疗器械全生命周期管理能力的作用程度,满分表示有极大作用	10 分	
10	国产医疗设备应用推广作用	对国产医疗设备品牌影响、医疗机构的购买意愿提升的作用程度,满分表示有极大作用	10 分	
总计				

3. 您的其他宝贵意见

续表

三、对培训体系的评价

1. 您对培训体系的培训课程及内容是否满意?

A. 否(请填写不满意的地方及建议)

B. 是(请填写最满意的地方)

请您从课件数量、范围、质量、培训形式(线上、线下、PPT、视频)等方面提出您的宝贵意见

2. 针对医疗设备售后服务,您希望获得培训的方式?(多选)

A. 线下授课

B. 线上视频直播

C. 线上视频回放

D. 线上 PPT/PDF 课件自主学习

E. 新媒体如抖音短视频

F. 其他

3. 您认为哪些培训资料对您有帮助?(多选)

A. 相关设备 PPT/PDF 课件

B. 实操/教学录像

C. 其他板块如新冠抗疫、国内外交流课件

4. 您认为应用示范平台现有的培训内容对您的工作是否有帮助?

A. 非常有帮助

B. 有一些帮助

C. 稍有帮助

D. 几乎没帮助

E. 完全没帮助

5. 您认为医疗设备售后服务技能培训下基层活动对您的工作是否有帮助?

A. 非常有帮助

B. 有一些帮助

C. 稍有帮助

D. 几乎没帮助

E. 完全没帮助

6. 您希望培训课程再增加哪些或者哪类设备的相关课程?

四、对质控体系的评价

1. 您对质控体系所形成的专家共识、质控操作视频是否满意?

A. 否(请填写不满意的地方及建议)

B. 是(请填写最满意的地方)

2. 您认为应用示范平台中质控体系相关的质控教学视频对您的工作是否有帮助?

A. 非常有帮助　　B. 有一些帮助　　C. 稍有帮助　　D. 几乎没帮助

E. 完全没帮助

续表

3. 您认为医疗设备质控下基层活动对您的工作是否有帮助？
  A. 非常有帮助　　B. 有一些帮助　　C. 稍有帮助　　D. 几乎没帮助
  E. 完全没帮助
4. 您想学习哪些厂家或哪类设备的质控知识？

五、对维护管理体系的评价
1. 您认为创新售后服务体系所搭建的设备报修模块（微信）对您的工作是否有帮助/参考？
  A. 非常有帮助　　B. 有一定帮助　　C. 稍有帮助　　D. 几乎没帮助
  E. 完全没帮助
2. 您认为应用示范平台中维护管理体系相关的教学视频对您的工作是否有帮助？
  A. 非常有帮助　　B. 有一些帮助　　C. 稍有帮助　　D. 几乎没帮助
  E. 完全没帮助
3. 您认为医疗设备维修/维护下基层活动对您的工作是否有帮助？
  A. 非常有帮助　　B. 有一些帮助　　C. 稍有帮助　　D. 几乎没帮助
  E. 完全没帮助
4. 您想学习哪些厂家或哪类设备的维护管理知识？

表 8.3　单位用户评价表

成果名称	创新售后服务体系（培训体系、质量控制体系、维护管理体系）		
示范单位		应用部门	
联系人		联系电话	
应用起止时间	–		
应用成效：			
示范单位/应用部门意见： 示范单位/应用部门（公章）： 年　月　日			

第二节　小　结

面向不同类型的国产医疗器械，都应当从培训、维护和质控三方面着手提升售后服务水平，但不同类型医疗器械的售后服务内容有差异，在培训、维护和质控三方面的侧重有所不同。以《基于医疗“互联网 +”的国产创新医疗设备应用示范》项目为例，该项目针对微创手术、影像、病理和慢病医疗设备开展应用示范，辅以创新售后服务体系作为支撑，在项目实施过程中，售后服务的侧重点有明显差异，下面分别以微创手术医疗器械与影像医疗设备为例展开介绍。

针对微创手术医疗器械的售后服务，应侧重加强真实应用场景下的使用培训。根据该项目经验，可以通过拍摄制作不同术式的医疗器械使用视频、依托各种教育培训平台开展培训以及加强实地使用培训如现场手术指导等方式实现相关服务。具体实施时，建议三级医疗机构专家多次下沉到各示范地区医院开展基于国产医疗器械的微创手术示范，将实际手术案例和国产器械使用操作相结合，以推进基层医疗机构微创手术国产优秀医疗器械的普及和应用工作。同时，应充分发挥互联网技术平台优势，开展院际远程会诊诊断工作，以缩短偏远地区患者与知名专家间的就诊距离，在推广国产优秀医疗器械的同时让惠于民，提升当地外科医生对国产医疗器械的了解和认识。

影像类医疗设备的维护和质控一直是院内医学工程技术人员普遍认为的难点和售后服务的侧重点，主要因为技术复杂性、技术保护及售后利益等。开放国产影像类设备的原厂深度培训，加强对“医工联体”工程师的技术培训，实现“医工联体”工程师对区域内国产影像类设备的故障及时判断，满足一级和二级维修响应，辅助完成定期维护保养和质控检测，是提高国产影像类设备售后服务水平的有效措施。通过搭建原厂培训基地和教育培训平台，实现定期原厂培训、随时网络学习双管齐下的能力提升培训。加强对大型影像类医疗设备的在线监测，了解设备运行、报警等情况，提高故障预判率和故障解决能力，是提升大型影像类医疗设备售后服务水平的有效措施。除了加强培训教育，面向国产影像医疗设备的售后服务，应形成以“医联体”内各级医疗机构的临床医学工程师为基础，以医院医学工程部门为依托的涵盖国产影像医疗设备使用前、中、后相关的培训、维护管理和质量控制三方面的售后服务体系。依托区域医疗设备质量控制中心、厂家、第三方服务公司等组织机构资源，对使用医疗机构进行国产影像创新医疗设备的质控、维护、维修等培训，并在该类医疗设备运行故障时，就近调配医疗机构、厂家、第三方服务商等具有厂家维修资质工程师及时响应并维修。上述售后服务模式既节约了厂家运营成本、缩短了维修响应时间，又确保了国产影像创新医疗设备的正常运行，从而提高国产影像医疗设备使用者的使用满意度，进而推广国产影像创新医疗设备在各级医疗机构中的应用示范。

售后服务是确保医疗设备正常运行的重要保障，是医疗机构医疗设备质量管理的重要环节。本书中所述创新售后服务体系指的是以各级医疗机构内的临床医学工程师为人力基础，以医院医学工程部门为依托，以信息平台为运行载体的涵盖医疗器械使用前、中、后相关的培训、维护管理和质量控制三方面的售后服务体系。该体系是一种新型的售后服务模式，是将优质的院内临床工程专家资源、院内临床医学工程师资源、非营利性组织机构资源整合，基于“医联体”“医共体”等医疗机构构建的四级售后服务网络，实现对现有原厂、第三方、院内医工部门售后服务模式的补充。

通过在示范区域内运行及用户反馈，该服务模式一方面可以有效加强基层医疗机构对医疗设备全生命周期管理的认识，实现部分基层医疗机构对医疗设备的管理从无到有、从有到优，进而提高医疗设备的安全性、可靠性，有效降低因设备维护质控管理不到位造成的医疗风险；另一方面可以帮助国产医疗器械企业制作培训课程、质控规范等，有效支撑国产医疗设备在国内各省市各级医疗机构尤其是基层医疗机构中的推广应用。

该服务模式提供了一种新的可能，但该体系还处于发展建设期，仍有一些需要进一步探索解决的问题。各医疗机构之间存在信息壁垒、管理差异，若要进一步扩大应用范围及应用深度还需不断完善机制建设，建立健全临床医学工程师执业认证体系、多点执业机制，健全医工多点执业的激励和考核机制，开放零配件市场，建立由体系责任主体单位管理的独立于医疗企业的区域零配件库等。该创新售后服务体系中的培训体系较为成熟，但仍需不断收集优质学习资料，形成按设备类型、主题分类的课程体系，逐步建成具备系统性、结构性的培训体系。该体系的维护管理部分，目前仍以人工干预为主，随着体量增大及各类机制体制的成熟，未来可尝试按区域、设备类型、维修紧急程度等实现自动分配和接收维修订单。未来随着医疗改革的深化，“医联体”或“医共体”等新型医疗服务模式的发展，不同层级医疗机构之间医疗业务与行政管理的密切交流，以及智慧医疗设备、物联网等的应用，院内医疗设备售后服务也将趋于同质化。

参考文献

1.《医疗器械监督管理条例》(国务院令第 739 号)[EB/OL].(2021-02-09)[2021-12-17]http://www.gov.cn/zhengce/content/2021-03/18/content_5593739.htm

2.《医疗器械注册管理办法》(局令第 16 号)[EB/OL].(2004-08-09)[2021-01-20].http://www.gov.cn/gongbao/content/2005/content_64203.htm.

3. 2018 年我国卫生健康事业发展统计公报[EB/OL].(2019-05-22)[2020.1.6].http://www.nhc.gov.cn/guihuaxxs/s10748/201905/9b8d52727cf346049de8acce25ffcbd0.shtml.

4. 白晶.售后服务体系的价值及其在建筑装饰企业的应用[J].市场研究,2016(1):41-42.

5. 蔡鹏.医疗器械 A 企业发展战略研究[D].华东理工大学,2018.

6. 蔡天智.浅谈中国医疗器械产业国际化趋势[J].中国医疗器械信息,2016,22(13):21-22.

7. 陈宏文,廖伟光,夏景涛.医疗设备售后服务质量的现状与对策探讨[J].中国医疗设备,2011,26(5):110-111.

8. 褚淑贞,王恩楠,都兰娜.我国医疗器械产业发展现状、问题及对策[J].中国医药工业杂志,2017,48(6):930-935.

9. 崔健,孙宏伟,宋丽.临安市国产医疗设备配置现状调查[J].中国医疗器械信息,2012,18(3):7-10.

10. 方准,裘定心.现代医疗仪器设备故障检修概论[J].医疗装备,2007(1):43-45.

11. 高关心.临床工程管理概论[M].北京:人民卫生出版社,2017.

12. 龚小珊,唐昊,张和华,魏安海,赵鹏.医疗设备计量与质控管理策略与实践[J].中国医疗设备,2019,34(8):131-133.

13. 顾昕.财政制度改革与浙江省县域医共体的推进[J].治理研究,2019,35(1):12-20.

14. 郭玲. 浙江医改如何打破“利益围墙”[J]. 小康,2018(33):43-45.
15. 郭燕红. 推进分级诊疗,构建连续健康服务[J]. 中国全科医学,2017,20(1):1-5.
16. 国家卫生计生委医院管理研究所. 中国临床工程发展研究报告[M]. 武汉:湖北科学技术出版社,2015.
17. 国家卫生健康委. 医疗器械临床使用管理办法(征求意见稿)[Z]. (2019-03-15)[2021-01-20]. http://www.moj.gov.cn/news/content/2019-03/15/zlk_230763.html
18. 洪毅姜. 医用电气安全的质量控制及分析[J]. 中国医疗设备,2018,33(7):41-43,47.
19. 江蒙喜. 县域医共体改革发展效果的评价指标体系构建——基于浙江省德清县的案例研究[J]. 卫生经济研究,2018(12):11-13.
20. 姜瑞瑶,王龙辰,金玮,等. 医疗设备售后服务满意度评价与十年应用实践[J]. 中国医疗器械杂志,2017,41(5):385-387.
21. 金益波,李小舟,吴婷婷,等. 关于医疗设备配件管理的探讨[J]. 医疗装备,2011,24(1):79-80.
22. 李燕. 基于 Internet 的客车海外售后服务网络建设研究[D]. 长安大学,2008.
23. 林立明. 浅析我国医疗器械行业发展现状及发展趋势[J]. 科技创新导报,2016,13(21):107-108.
24. 刘剑锋,崔杰,白燕琼. 关于开展医疗器械不良事件监测和报告工作的探讨[A]. 广东省医学装备学会. 广东省医学装备学会 2016 年度学术年会暨第四届理事会第一次全体理事会议资料汇编[C]. 广东省医学装备学会:广东省科学技术协会科技交流部,2016:4.
25. 刘锦初,刘琳,管青华,等. 医用电气设备电气安全检测周期的探究[J]. 中国医疗设备,2016,31(1):139-142.
26. 刘锦初. 医疗设备的全面质量控制管理实践[J]. 中国医疗设备,2010,25(7):18-19,53.
27. 刘莉,王存亭. 部分重点医疗设备质量控制检测工作的实践与探讨[J]. 中国医疗设备,2018,33(5):177-180.
28. 罗讯. 浅谈医疗设备的维修安全问题[J]. 计量与测试技术,2016,43(7):64,67.
29. 吕毅,包家立. 临床工程学[M]. 北京:人民卫生出版社,2019.

30. 马蕾蕾. 试论医疗设备的计量与质控[J]. 成功:中下,2017(7):230-230.
31. 美国福禄克公司. 临床工程指引:医疗设备质量安全与风险管理手册[M]. 北京:化学工业出版社,2014.
32. 潘勇. 浅谈医疗设备售后服务中存在的矛盾及化解方法[A]. 中华医学会医学工程学分会. 中华医学会医学工程学分会第七次学术年会论文集[C]. 中华医学会医学工程学分会:中华医学会医学工程学分会,2004:3.
33. 祁建伟. 医疗器械管理与技术规范[M]. 杭州:浙江大学出版社,2018.
34. 邱晓力,钱兵,姚赛苗,等. 浙江省医疗器械产业技术创新战略联盟建设及成效[J]. 中国医疗设备,2016,31(2):175-177.
35. 商萍. 基于 ProSim8 的多参数监护仪的质量控制检测与分析[J]. 中国医疗器械信息,2017,23(15):45-47.
36. 汤国平,胡亮,徐华健,等. 医疗器械售后服务管理平台的构建[J]. 中国医疗设备. 2016,31(8):123-125.
37. 唐晓薇,倪小虹. 医院医疗器械设备价值评估应予关注的几个问题[J]. 医疗设备信息,2001(6):39-40,44.
38. 陶帅,陶红兵,王芳,等. 县域医疗共同体医疗设备共享的实践与对策分析[J]. 中国医院管理,2018,38(9):14-16.
39. 王宝亭,耿鸿武. 中国医疗器械行业发展报告(2018)[M]. 北京:社会科学文献出版社,2018.
40. 王宝亭,耿鸿武. 中国医疗器械行业发展报告(2019)[M]. 北京:社会科学文献出版社,2019.
41. 王建,魏海龙,刘占河,等. 大医院加强医疗设备报废管理的探讨[J]. 华北国防医药,2004(5):335-336.
42. 王西民,邢凤鸣. 援外医疗设备维护对策[J]. 医疗装备,2009,22(6):42-43.
43. 王新. 医疗设备维护概论[M]. 北京:人民卫生出版社,2017.
44. 王悦. 医疗器械三大跨国公司说了算[J]. 中国外资,2016(23):70-71.
45. 夏慧琳,高关心,朱永丽. 国内医疗机构医疗设备维修维护概述[J]. 中国医疗设备,2015,30(12):10-12.
46. 谢松城,严静. 医疗器械管理与技术规范[M]. 杭州:浙江大学出版社,2016.
47. 谢松城,郑焜. 医疗设备使用安全风险管理[M]. 北京:化学工业出版社,2019.
48. 徐恒,许锋. 基于风险分析的医院医疗设备维护管理策略探讨[J]. 中国医学装备,2016,13(10):108-110.

49. 徐云龙. 基层医疗机构常用医疗设备配置、使用与需求分析[D]. 北京中医药大学,2015.
50. 杨涛,夏慧琳,朱永丽. 世界卫生组织《医疗设备维护程序概论》解读[J]. 中国医疗设备,2015, 30(12):16-18.
51. 医疗器械使用质量监督管理办法[J]. 中华人民共和国国务院公报,2016(2):73-77.
52. 佚名. 2019 年宁波全面推进县域医共体建设家门口看病越来越方便[J]. 宁波通讯,2019(2):30-31.
53. 佚名. 余姚市探索推进县域医共体建设[J]. 宁波通讯,2018,494(23):33-33.
54. 于清. M 计量院实验室计量检测质量控制研究[D]. 山东大学,2013.
55. 袁丽艳. 加强医疗设备的报废管理[J]. 医疗装备,2001(11):33-34.
56. 张彬. 基于风险分析的医疗设备预防性维护策略探讨[J]. 中国医疗设备,2018,33(8):173-177.
57. 张平. 县域医共体建设的浙江承载[J]. 卫生经济研究,2018(12):3-6.
58. 张沈生,杨翠翠,高鸣. 房地产产品售后服务体系构建研究[J]. 建筑经济,2009(8):30-33.
59. 张巍,张丹丹,刘远,等. 四类常用医疗设备的故障分析与对策研究[J]. 中国医学装备,2016,13(10):33-36.
60. 赵璨,刘静,闫晗,等. 浅谈医疗机构如何开展医疗器械不良事件监测工作[J]. 按摩与康复医学,2011, 2(5):228.
61. 赵古月,尹建东,郭文力,等. 2018 年国内磁共振成像设备售后服务体验调查分析[J]. 中国医疗设备,2019,34(8):23-27.
62. 郑建,何涛,钱文文,等. 浙江省医疗器械产业发展现状及对策研究[J]. 中国医疗器械信息,2015,21(9):26-29,33.
63. 郑焜,虞成,李燕,等. 浙江省医院医学工程部门基线调查及思考[J]. 中华医院管理杂志,2012(1):44-46.
64. 郑焜,郑苔施,邱晓力,等. 基层医疗机构医疗设备售后服务模式探讨[J]. 中国医疗设备,2015,30(6):130-132,147.
65. 郑栅洁. 推进县域医共体建设深化基层医疗体制改革[J]. 宁波经济(三江论坛),2019,000(1):3-4,15.
66. 中国人大网. 中华人民共和国标准化法[A/OL]. (2017-11-04)[2021-01-20]. http://www. npc. gov. cn/zgrdw/npc/xinwen/2017-11/04/content _

2031446. htm.

67. 中国医学装备协会. 中国医学装备发展状况与趋势(2018)[M]. 北京:人民卫生出版社,2018.

68. 中华人民共和国国家卫生和计划生育委员会[DB/OL]. (2021-12-14)[2021-12-14]. http://www. nhc. gov. cn/mohwsbwstjxxzx/.

69. 周莉红. 销售及售后服务成本控制探讨[J]. 中国国际财经(中英文),2018(2):44-46.

70. Boyer Philip, Morshed Bashir I, Mussivand Tofy. Medical device market in China. [J]. Artificial organs,2015,39(6):520-525.

71. Călin Corciovă, Andritoi D, Ciorap R. Elements of risk assessment in medical equipment[C]//International Symposium on Advanced Topics in Electrical Engineering. IEEE,2013.

72. Code of Federal Regulations Title 21, White Paper: Evaluating Whether Activities are Servicing or Remanufacturing [EB/OL]. (2018-05) [2021-01-20]. https://www. fda. gov/media/113431/download.

73. Cohen Ted. AAMI's benchmarking solution: analysis of cost of service ratio and other metrics. [J]. Biomedical instrumentation & technology, 2010, 44(4):346.

74. Food and Drug Administration Reauthorization Act of 2017[EB/OL]. (2018-06-21) [2021-01-20]. https://www. fda. gov/regulatory-information/selected-amendments-fdc-act/fda-reauthorization-act-2017-fdara.

75. Jackson J L . Clinical Engineering Handbook[J]. Biomedical Instrumentation & Technology, 2005, 39(3):220-220.

76. Kavoossi, Ma. China's Next Strategic Advantage: From Imitation to Innovation [J]. Journal of Asia-Pacific Business,2019,20(4).

77. Lin A X, Chan G, Hu Y, et al. Internationalization of traditional Chinese medicine: current international market, internationalization challenges and prospective suggestions[J]. Chinese Medicine,2018,13(1):9.

78. NA WANG, GW JIN. The Structure Analysis of Chinese Medical Equipment Market[P]. International Conference on Manufacturing Construction and Energy Engineering (MCEE 2017),2017.

79. Public Workshop-Medical Device Servicing and Remanufacturing Activities[EB/OL], (2018-12-10) [2020-01-06]. http://wayback. archive-it. org/7993/

20171115051234/;https://www. fda. gov/downloads/MedicalDevices/NewsEvents/WorkshopsConferences/UCM525760. pdf.

80. Purnama I L I, Tontowi A E, Sopha B M, et al. Development of Medical Props Production Towards Industry 4. 0[C]//2018 1st International Conference on Bioinformatics, Biotechnology, and Biomedical Engineering (BioMIC) - Bioinformatics and Biomedical Engineering. Department of Mechanical & Industrial Engineering, Gadjah Mada University, Yogyakarta, Indonesia; Department of Mechanical & Industrial Engineering, Gadjah Mad, 2018.
81. REGULATION (EU) 2017/745 [EB/OL]. (2017-05-05) [2020-01-06]. https://eur-lex. europa. eu/eli/reg/2017/745/oj.
82. Saleh N S, Sharawi A, Elwahed M A, et al. Preventive Maintenance Prioritization Index of Medical Equipment Using Quality Function Deployment[J]. IEEE Journal of Biomedical & Health Informatics, 2015, 19(3): 1029-1035.
83. Torsekar MP. China Climbs the Global Value Chain for Medical Devices[J]. J Int'l Com Econ, 2018: 1.
84. Walker A, Ko N. Bringing Medicine to the Digital Age via Hackathons and Beyond[J]. Journal of Medical Systems, 2016, 40(4): 1-3.
85. 医薬品、医療機器等の品質、有効性及び安全性の確保等に関する法律,昭和三十五年法律第百四十五号[EB/OL]. (1960-08-10)[2020-01-06]. https://www. mhlw. go. jp/index. html#content.

附　录

医疗机构医疗设备管理现状基线调查表

<table>
<tr><td colspan="6">1. 医疗机构基本情况</td></tr>
<tr><td>医疗机构名称（全称）</td><td colspan="2"></td><td>医疗机构等级</td><td colspan="2"></td></tr>
<tr><td>医疗机构类型</td><td colspan="3">□综合性医疗机构　□专科医疗机构　□中医医疗机构
□中西医结合医疗机构　□其他</td><td>医疗机构性质</td><td>□公立医疗机构
□非公立医疗机构</td></tr>
<tr><td>编制床位数</td><td>张</td><td>实际开放床位数</td><td>张</td><td>职工总人数</td><td>人</td></tr>
<tr><td>年门急诊量</td><td>人次</td><td>年出院病人量</td><td>人次</td><td>年手术量</td><td>台</td></tr>
<tr><td colspan="6">2. 医疗设备管理部门基本情况</td></tr>
<tr><td>部门名称</td><td colspan="3">□设备科　□医学工程部　□后勤管理中心　□其他：</td><td>部门总人数</td><td>人</td></tr>
<tr><td>部门归属</td><td colspan="5">□医技　□后勤　□行政　□其他：</td></tr>
<tr><td rowspan="2">部门发展现状</td><td colspan="5">人员情况（单选）　□近 3 年增加　□近 3 年未变　□近 3 年减少</td></tr>
<tr><td colspan="5">管理范围（单选）　□近 3 年增加　□近 3 年未变　□近 3 年减少</td></tr>
<tr><td colspan="6">3. 医疗设备管理部门负责人情况</td></tr>
<tr><td>职称（单选）</td><td colspan="5">□正高　□副高　□中级　□初级及以下</td></tr>
<tr><td>学位（单选）</td><td colspan="5">□博士　□硕士　□本科　□大专及以下</td></tr>
<tr><td>专业（单选）</td><td colspan="5">□生物医学工程　□计算机　□电子　□经济　□管理　□医学　□机械　□护理　□药学　□其他</td></tr>
<tr><td>年龄（单选）</td><td colspan="5">□≤30 岁　□31～39 岁　□40～49 岁　□≥50 岁</td></tr>
<tr><td>任职</td><td colspan="5">____年</td></tr>
</table>

续表

<table>
<tr><td colspan="6">4. 医疗设备管理部门人员情况</td></tr>
<tr><td>岗位结构(从具体工作内容角度,同时承担管理和工程技术工作时,归为管理岗)</td><td colspan="5">管理岗位____人　工程技术岗位____人　其他岗位____人</td></tr>
<tr><td>职称结构</td><td colspan="5">正高____人　副高____人　中级____人　初级及以下____人</td></tr>
<tr><td>学历/学位结构</td><td colspan="5">博士____人　硕士____人　本科____人　大专及以下____人</td></tr>
<tr><td>专业背景
(从专业方向角度)</td><td colspan="5">生物医学工程____人　电子____人　管理____人　机械____人　药学____人
计算机____人　经济____人　医学____人　护理____人　其他____人</td></tr>
<tr><td>年龄结构</td><td colspan="5">≤30 岁____人;>30 且≤40 岁____人;>40 且≤50 岁____人;>50 岁____人</td></tr>
<tr><td>从业年限</td><td colspan="5">≤5 年____人; 5~10 年____人;11~20 年____人; 21~30 年____人;≥30 年____人</td></tr>
<tr><td colspan="6">5. 医疗设备管理部门科研情况(2014 — 2018 年)</td></tr>
<tr><td>课题承担</td><td colspan="5">国家级____项　省部级____项　市厅级____项　横向课题____项　医院级____项</td></tr>
<tr><td>论文发表</td><td colspan="5">SCI 收录篇　EI、ISTP 检索期刊____篇　核心期刊____篇　普通期刊____篇　其他____篇</td></tr>
<tr><td colspan="6">6. 医疗设备管理部门人员继续教育情况</td></tr>
<tr><td>2018 年接受继续教育的人次数</td><td>人次</td><td>2018 年接受维修技术培训的人次数
(限专业培训如厂家培训,参加会议、论坛除外)</td><td>人次</td><td>医疗机构所在地区是否有工程技术职称系列</td><td>□有　□无</td></tr>
<tr><td>继续教育途径
(多选)</td><td colspan="5">□院外培训　□学历教育　□学术会议　□网络学习　□院内讲座　□其他:</td></tr>
<tr><td>国外学习、培训
(截至 2018 年底)</td><td colspan="5">留学(取得学位):____人;　研修(研究项目):____人;　培训(短期学校):____人</td></tr>
</table>

续表

7. 临床工程师在本院开展工作情况					
医疗机构是否另行成立采购中心	□是 □否				
设备年度规划	□	临床使用质量安全检测和校准	□	医疗器械档案管理	□
设备采购论证	□	特种设备安全监测	□	医疗器械临床试验	□
设备预期效益分析	□	设备改进与功能再开发	□	开展临床医学工程科研项目研究	□
招标采购	□	医疗器械不良事件分级、监测与上报	□	技术创新与理论研究	□
安装验收	□	医疗器械不良事件分析改进	□	技术培训与继续教育	□
设备故障维修	□	设备报废报损处置管理	□	高等院校专业教学	□
预防性维护(以下简称 PM)	□	医疗器械风险分析与评估并持续改进	□	实习生带教	□
医疗设备质量控制	□	设备效能、效用和成本效益分析	□	医疗机构信息系统管理	□
计量检定	□	设备与物资信息化管理与分析	□	医用净化系统管理	□
计量建标	□	医用卫生耗材管理	□	医用气体管理	□
生命支持和急救设备应急调配	□	检验类体外诊断试剂管理	□	消毒供应室管理	□
设备应急演练及改进措施	□	植入和介入类医疗器械追踪	□	总务物资管理	□
机房环境安全自查和监测	□	供应商综合评价	□	总务设备管理	□
其他:(若有,请填写)					
8. 医疗设备管理学科建设发展的主要障碍因素(多选)					
缺乏法律和政策方面支持	□	部门人员整体素质有待提高	□	部门负责人频繁换岗	□
部门人员数量不足	□	难以达到临床认可度与相关要求	□	与临床合作不够紧密	□
部门效益无法明确量化	□	部门定位尚不明确	□	晋升通道不畅	□
激励机制不熟悉	□	其他:(若有,请填写)			

续表

<table>
<tr><td colspan="6">9. 医疗设备管理部门承担的其他工作</td></tr>
<tr><td colspan="3">为卫生管理部门提供政策制定的辅助/咨询</td><td colspan="3">□是 □否</td></tr>
<tr><td colspan="3">承担本省市卫生行政部门的医疗器械管理质控中心</td><td colspan="3">□是 □否</td></tr>
<tr><td colspan="3">承担本省市质量技术监督部门的计量与测试技术合作项目</td><td colspan="3">□是 □否(若是,名称:________)</td></tr>
<tr><td colspan="3">本省市药监部门的医疗器械临床试验基地</td><td colspan="3">□是 □否</td></tr>
<tr><td colspan="6">其他工作:</td></tr>
<tr><td colspan="6">10. 医疗器械使用情况(若无,请填0)</td></tr>
<tr><td>医疗设备总值</td><td>万元</td><td>医疗设备总数</td><td>台</td><td>医疗设备采购金额(2018年)</td><td>万元</td></tr>
<tr><td>甲乙类大型设备总值
(参照旧版分类标准)</td><td>万元</td><td>甲乙类大型设备总数
(参照旧版分类标准)</td><td colspan="3">台</td></tr>
<tr><td>医用耗材采购金额(2018年)</td><td>万元</td><td>医用耗材管理品目数</td><td colspan="3">种(规格不细分)</td></tr>
<tr><td rowspan="4">成本效益分析
(可多选)</td><td colspan="5">分析范围:□甲乙类大型设备 □特种设备 □生命支持和急救设备 □其他____(填写设备类别)</td></tr>
<tr><td colspan="5">分析指标:□使用率 □开机率 □收益率 □支出率 □投资回收期 □利润率 □其他____(填写指标名称)</td></tr>
<tr><td colspan="5">信息源:□电子数据 □手工数据</td></tr>
<tr><td colspan="5">□未统计</td></tr>
<tr><td colspan="6">11. 医疗机构医疗设备维修维护状况(2018年)</td></tr>
<tr><td>医疗设备维修总数</td><td>台次</td><td>医疗设备自修比例</td><td colspan="3">按维修台次____%;或按维修金额____%</td></tr>
<tr><td>医疗设备维修总费用</td><td>万元</td><td colspan="4">其中保修费用:　　万元</td></tr>
<tr><td>甲乙类大型设备维修总费用</td><td>万元</td><td colspan="4">其中保修费用:　　万元</td></tr>
<tr><td>自修比例较高的医疗
设备类型(多选)</td><td colspan="5">□普通放射类 □CT/MR类 □血液透析 □超声影像类 □内窥镜类 □核医学类 □血液净化类
□放疗类 □核医学类 □检验类 □消毒灭菌类 □呼吸麻醉类 □监护、电生理类 □电刀类
□病房普通设备 □输注泵类 □牙科及五官科类 □眼科类 □其他</td></tr>
<tr><td>医疗设备PM总数</td><td>台次/年</td><td colspan="3">医疗设备PM覆盖率(=PM台数/医疗设备总台数)</td><td>%</td></tr>
</table>

续表

12. 医疗设备质控工作开展情况	
是否成立医疗器械使用安全管理委员会(或小组),统一领导、归口管理、分级负责,制定相关制度和职责	□是 □否
如何保障生命支持和急救设备使用安全、质量和完好率(多选)	□使用操作人员定期检查 □医学工程人员定期巡检 □定期进行预防性维护 □定期进行各项性能、功能检测、校正 □使用操作人员定期安全风险管理培训 □不良事件、召回事件通报及预警 □法定计量 □其他________
已开展预防性维护的设备种类(多选)	□未开展预防性维护 □呼吸机 □监护仪 □除颤仪 □高频电刀 □输注泵 □血透机 □婴儿培养箱 □其他________
已开展质量和安全测试的种类(多选)	□未开展质量和安全测试 □电气安全测试 □气体流量测试 □除颤仪能量测试 □药物冰箱温度测试 □输液泵流量测试 □输液泵阻塞报警测试 □电刀能量测试 □体温计温度测试 □其他:
医疗设备质控工作实施人员(单选)	□没有人开展质控工作 □厂家、医疗机构工程师都有做质控,但占比不详 □全部由厂家完成质控 □厂家为主、医疗机构工程师为辅完成设备质控 □全部由医疗机构工程师完成质控 □医疗机构工程师为主、厂家为辅完成设备质控 □其他
影响开展安全质量控制工作的原因(多选)	□医疗机构领导不重视 □技术问题,不知道如何开展 □缺少必要的质控设备 □科室人员配备不足,没有时间开展 □医疗机构经费不允许 □其他:
医疗器械不良事件上报数量(2018 年)(若无,请填 0)	医疗设备不良事件数量:________;医用耗材不良事件数量:________
医疗设备应急预案(单选)	□已建立医疗设备应急预案和紧急替代预案,定期演练、考核程序的有效性 □已建立医疗设备应急预案和紧急替代预案,没有定期演练、 □有医疗设备应急预案,没有设备紧急替代预案,没有定期演练 □没有制定医疗设备应急预案,出现意外事件时临时处理
医疗强制检定计量设备检测管理(单选)	□建立计量设备台账并实现信息化管理,自动生成计量计划,上报计量部门安排计量检测 □建立计量设备台账,人工管理,汇总计量计划,上报计量部门安排计量检测 □有计量设备台账,由当地计量部门通知安排计量检测 □还没有建立计量设备台账

续表

13. 医疗设备管理信息化情况						
相关信息系统建设和应用情况		设备资产管理	维修/维护/计量等质量管理	耗材物流管理	植入/介入类耗材追溯管理	成本效益分析
	尚未建立	□	□	□	□	□
	已建立	□	□	□	□	□
	已全院联网	□	□	□	□	□

参与了哪些医疗设备集成网络系统的建设和维护		PACS 系统	LIS 系统	HIS/CIS 系统	手术/麻醉系统	中央监护系统	远程医疗系统
	硬件	□	□	□	□	□	□
	软件	□	□	□	□	□	□
	网络	□	□	□	□	□	□
	其他：						

14. 技术管理（多选）	
在以下哪些方面开展了技术管理工作	□临床需求评估 □政策合规评审 □功能评价 □安全评价 □经济评估 □供应商评价与选择 □安装与调试 □维护培训 □预防性维护 □维修服务 □质量控制 □系统集成 □临床应用能力 □临床医学工程技术咨询 □其他：
在哪几类设备采购前需要进行包括经济学评估在内的可行性分析	□甲乙类大型设备 □100 万元以上设备 □50 万元以上设备 □20 万元以设备 □10 万元以上设备 □其他：________
对以下哪几类设备实际使用情况进行过经济学评价工作	□甲乙类大型设备 □100 万元以上设备 □50 万元以上设备 □20 万元以设备 □10 万元以上设备 □其他：________
是否在近五年参加过含临床医学工程管理内容的评审和检查	□国家卫生计生委医疗机构管理评审 □地方等级医疗机构评审 □JCI 评审 □ISO9000 质量体系评审 □区域质量控制检查 □三好一满意 □质量万里行 □未参加 □其他：
在临床医学工程与医疗器械管理目前在用的技术有	□设备安全性检测技术 □有效性评估技术 □条形码技术 □二维码 □无线网络应用 □RFID 技术 □掌上电脑 PDA 或手持设备 □手机 App 应用 □平板电脑（Tablet PC） □电子商务 e-Business □XML 技术 □自动预警与临床提示 □多系统应用界面集成 CCOW □分布式计算应用 □中间件服务器 □其他：
规划在未来 2 年内采用哪些新的信息技术	

续表

15. 通过临床工程师认证的情况					
通过 CE 认证的人数	人	通过临床注册工程师考试的人数	人	其他:	

16. 医疗机构医疗设备配置情况(以品牌为单位填写,即每一行填写一个品牌的设备配置情况,同一品牌不同规格型号罗列汇总写在同一空格;金额一栏不填单价,填多台设备的总金额)

序号	设备名称	品牌/生产厂商	进口或国产(单选)	规格型号(同一品牌写在一格)	2018年前总台数	2018年度新增台数	总价值(万元)	售后服务方式(多选)	原厂培训满意度(单选)	原厂维修或保修,售后服务满意度(单选)	第三方维修或保修,售后服务满意度(单选)
例	MR	philips	√进口 □国产	Achieva3.0/Prodiva 1.5T CX	2	1	2543	□自修 √原厂保修 □原厂单次维修 □第三方维修 □无售后服务	√满意 □一般 □不满意 □无培训	√满意 □一般 □不满意	√满意 □一般 □不满意
	MR	西门子	√进口 □国产	AVANTO/S/N	1	0	1023.66	□自修 √原厂保修 □原厂单次维修 □第三方维修 □无售后服务	√满意 □一般 □不满意 □无培训	√满意 □一般 □不满意	√满意 □一般 □不满意
1	MR		□进口 □国产					□自修 □原厂保修 □原厂单次维修 □第三方维修 □无售后服务	□满意 □一般 □不满意 □无培训	□满意□一般□不满意	□满意 □一般 □不满意
2	CT		□进口 □国产					□自修 □原厂保修 □原厂单次维修 □第三方维修 □无售后服务	□满意 □一般 □不满意 □无培训	□满意□一般□不满意	□满意 □一般 □不满意

续表

序号	设备名称	品牌/生产厂商	进口或国产（单选）	规格型号（同一品牌写在一格）	2018年前总台数	2018年度新增台数	总价值（万元）	售后服务方式（多选）	原厂培训满意度（单选）	原厂维修或保修，售后服务满意度（单选）	第三方维修或保修，售后服务满意度（单选）
3	DR（含移动DR）		□进口 □国产					□自修 □原厂保修 □原厂单次维修 □第三方维修 □无售后服务	□满意 □一般 □不满意 □无培训	□满意□一般□不满意	□满意 □一般 □不满意
4	CR		□进口 □国产					□自修 □原厂保修 □原厂单次维修 □第三方维修 □无售后服务	□满意 □一般 □不满意 □无培训	□满意□一般□不满意	□满意 □一般 □不满意
5	其他普通X线机		□进口 □国产					□自修 □原厂保修 □原厂单次维修 □第三方维修 □无售后服务	□满意 □一般 □不满意 □无培训	□满意□一般□不满意	□满意 □一般 □不满意
6	彩超		□进口 □国产					□自修 □原厂保修 □原厂单次维修 □第三方维修 □无售后服务	□满意 □一般 □不满意 □无培训	□满意□一般□不满意	□满意 □一般 □不满意
7	黑白B超		□进口 □国产					□自修 □原厂保修 □原厂单次维修 □第三方维修 □无售后服务	□满意 □一般 □不满意 □无培训	□满意□一般□不满意	□满意 □一般 □不满意

续表

序号	设备名称	品牌/生产厂商	进口或国产（单选）	规格型号（同一品牌写在一格）	2018年前总台数	2018年度新增台数	总价值（万元）	售后服务方式（多选）	原厂培训满意度（单选）	原厂维修或保修，售后服务满意度（单选）	第三方维修或保修，售后服务满意度（单选）
8	心电监护仪		□进口 □国产					□自修 □原厂保修 □原厂单次维修 □第三方维修 □无售后服务	□满意 □一般 □不满意 □无培训	□满意□一般□不满意	□满意 □一般 □不满意
9	中央监护系统		□进口 □国产					□自修 □原厂保修 □原厂单次维修 □第三方维修 □无售后服务	□满意 □一般 □不满意 □无培训	□满意□一般□不满意	□满意 □一般 □不满意
10	血压监护仪		□进口 □国产					□自修 □原厂保修 □原厂单次维修 □第三方维修 □无售后服务	□满意 □一般 □不满意 □无培训	□满意□一般□不满意	□满意 □一般 □不满意
11	心电图机		□进口 □国产					□自修 □原厂保修 □原厂单次维修 □第三方维修 □无售后服务	□满意 □一般 □不满意 □无培训	□满意□一般□不满意	□满意 □一般 □不满意
12	除颤仪		□进口 □国产					□自修 □原厂保修 □原厂单次维修 □第三方维修 □无售后服务	□满意 □一般 □不满意 □无培训	□满意□一般□不满意	□满意 □一般 □不满意

续表

序号	设备名称	品牌/生产厂商	进口或国产（单选）	规格型号（同一品牌写在一格）	2018年前总台数	2018年度新增台数	总价值（万元）	售后服务方式（多选）	原厂培训满意度（单选）	原厂维修或保修，售后服务满意度（单选）	第三方维修或保修，售后服务满意度（单选）
13	生化分析仪		□进口 □国产					□自修 □原厂保修 □原厂单次维修 □第三方维修 □无售后服务	□满意 □一般 □不满意 □无培训	□满意□一般□不满意	□满意 □一般 □不满意
14	免疫分析仪		□进口 □国产					□自修 □原厂保修 □原厂单次维修 □第三方维修 □无售后服务	□满意 □一般 □不满意 □无培训	□满意□一般□不满意	□满意 □一般 □不满意
15	血细胞分析仪		□进口 □国产					□自修 □原厂保修 □原厂单次维修 □第三方维修 □无售后服务	□满意 □一般 □不满意 □无培训	□满意□一般□不满意	□满意 □一般 □不满意
16	尿分析仪		□进口 □国产					□自修 □原厂保修 □原厂单次维修 □第三方维修 □无售后服务	□满意 □一般 □不满意 □无培训	□满意□一般□不满意	□满意 □一般 □不满意
17	医用肺功能测定仪		□进口 □国产					□自修 □原厂保修 □原厂单次维修 □第三方维修 □无售后服务	□满意 □一般 □不满意 □无培训	□满意□一般□不满意	□满意 □一般 □不满意

续表

序号	设备名称	品牌/生产厂商	进口或国产（单选）	规格型号（同一品牌写在一格）	2018年前总台数	2018年度新增台数	总价值（万元）	售后服务方式（多选）	原厂培训满意度（单选）	原厂维修或保修，售后服务满意度（单选）	第三方维修或保修，售后服务满意度（单选）
18	软式内窥镜系统		□进口 □国产					□自修 □原厂保修 □原厂单次维修 □第三方维修 □无售后服务	□满意 □一般 □不满意 □无培训	□满意□一般□不满意	□满意 □一般 □不满意
19	硬式内窥镜系统		□进口 □国产					□自修 □原厂保修 □原厂单次维修 □第三方维修 □无售后服务	□满意 □一般 □不满意 □无培训	□满意□一般□不满意	□满意 □一般 □不满意
20	呼吸机		□进口 □国产					□自修 □原厂保修 □原厂单次维修 □第三方维修 □无售后服务	□满意 □一般 □不满意 □无培训	□满意□一般□不满意	□满意 □一般 □不满意
21	麻醉机		□进口 □国产					□自修 □原厂保修 □原厂单次维修 □第三方维修 □无售后服务	□满意 □一般 □不满意 □无培训	□满意□一般□不满意	□满意 □一般 □不满意
22	微量注射泵		□进口 □国产					□自修 □原厂保修 □原厂单次维修 □第三方维修 □无售后服务	□满意 □一般 □不满意 □无培训	□满意□一般□不满意	□满意 □一般 □不满意

续表

序号	设备名称	品牌/生产厂商	进口或国产（单选）	规格型号（同一品牌写在一格）	2018年前总台数	2018年度新增台数	总价值（万元）	售后服务方式（多选）	原厂培训满意度（单选）	原厂维修或保修，售后服务满意度（单选）	第三方维修或保修，售后服务满意度（单选）
23	牙科椅		□进口 □国产					□自修 □原厂保修 □原厂单次维修 □第三方维修 □无售后服务	□满意 □一般 □不满意 □无培训	□满意□一般□不满意	□满意 □一般 □不满意
24	数字切片扫描仪		□进口 □国产					□自修 □原厂保修 □原厂单次维修 □第三方维修 □无售后服务	□满意 □一般 □不满意 □无培训	□满意□一般□不满意	□满意 □一般 □不满意

17. 医疗机构医疗设备售后服务情况	
院方医疗设备工程师无法自行完成设备维修的原因主要有（多选）：	□缺少零配件 □缺少专业工具 □设备集成化程度太高 □缺少正规维修培训 □无法获取原厂技术指导 □缺少原厂维修技术手册 □原厂核心技术保密 □维修风险太高 □工程师待遇太低 □临床不信任 □其他
如对原厂维修服务不满意，主要原因有（多选）：	□公司服务未覆盖 □公司态度傲慢 □响应速度慢 □先付费再维修 □维修流程冗长 □维修价格昂贵 □维修质量不好 □无质控服务 □维修人员素质低 □维修培训不到位 □维修代理或工程师经常变更 □其他
原厂维修平均响应时间（工程师到达现场）（单选，如有特别情况，可复选“其他”项，并填写相关内容）：	□24 小时以内 □24 ~ 48 小时 □48 小时以上 □一周以上或更久 □其他

续表

17. 医疗机构医疗设备售后服务情况(续)	
原厂零配件平均到达现场时间(单选,如有特别情况,可复选“其他”项,并填写相关内容):	□24 小时以内 □24～48 小时 □48 小时以上 □一周以上或更久 □其他
对第三方维修很满意,主要原因有(多选):	□维修速度快 □维修价格便宜 □维修质量好 □维修响应及时 □工作流程正规 □有维修培训 □其他
对第三方维修不满意,主要原因有(多选):	□感觉售后不靠谱 □公司态度傲慢 □响应速度慢 □价格昂贵 □维修质量差 □无质控服务 □维修人员素质低 □培训不到位 □维修代理经常变更 □先付费再维修 □维修流程冗长 □其他
第三方维修平均响应时间(工程师到达现场)(单选,如有特别情况,可复选“其他”项,并填写相关内容):	□24 小时以内 □24～48 小时 □48 小时以上 □一周以上或更久 □其他
第三方零配件平均到达现场时间(单选,如有特别情况,可复选“其他”项,并填写相关内容):	□24 小时以内 □24～48 小时 □48 小时以上 □一周以上或更久 □其他
如因各种原因无法完成维修,您会选择(多选):	□放弃维修,设备搁置 □向兄弟医疗机构同仁请求协助 □向上级医疗机构同仁请求协助 □多方打听寻找售后公司 □在网上寻求维修帮助 □其他
您对哪方面服务或信息有需求(多选):	□原厂维修培训 □质控、维护管理工作培训 □维修资源信息 □零配件资源信息 □第三方维修服务公司信息 □医疗器械展会信息 □技术论坛、沙龙等信息 □其他
为有效整合区域维修资源,您的建议是:	(请填写您的宝贵建议)
为提高基层医疗机构设备维修、维护、质控、培训管理水平,您的建议是:	(请填写您的宝贵建议)